LOW CARB KOCHBUCH ZUM ABNEHMEN FÜR BERUFSTÄTIGE

155 kohlenhydratfreie Rezepte mit Nährwertangaben – Mit Ratgeber-Teil: Low Carb für Anfänger – Mit 30-Tage-Diät-Ernährungsplan

VON AUTOR / REBEKKA HERTZ

1. Auflage

ISBN: 9798712975549

INHALTSVERZEICHNIS

VORWORT

Diäten und Ernährungsformen gibt es unzählige. Doch nur die Low Carb-Ernährung hat sich seit vielen Jahren standhaft gehalten. Damit auch Sie ganz einfach in die Low Carb-Ernährung finden, soll in diesem Ratgeber nicht nur die Basis erklärt werden, sondern auch die passende Umstellung dazu. Zusätzlich möchten wir Ihnen helfen, mit einer guten und vielseitigen Ernährungsform Ihr Zielgewicht zu erreichen und sich gesund und fit zu fühlen.

Die Low Carb-Ernährung ist nach vielen Jahren immer noch in aller Munde. Sie hat eine starke Bedeutung, wenn es darum geht, Gewicht zu verlieren und vielleicht sogar das Idealgewicht zu erreichen. Aus diesem Grund möchten wir nun etwas intensiver auf die Low Carb-Ernährung, die Kohlenhydrate und natürlich die wichtigsten Lebensmittel eingehen. Sie werden also in diesem Ratgeber schnell erlernen, um was es eigentlich bei der Low Carb-Ernährung geht und wie Sie diese Ernährungsform als Berufstätiger anwenden können.

WAS BEDEUTET LOW CARB?

Um die Basis zu erklären, möchten wir damit beginnen, eine Definition für Low Carb zu finden. Viele Erklärungen lassen sich im Internet finden, die darauf abzielen, eine kohlenhydratarme Ernährung umzusetzen. Low Carb bedeutet jedoch Kohlenhydratminimierung. Das heißt also, man sollte nicht vollständig auf Kohlenhydrate verzichten, sondern diese Bestandteile in den alltäglichen Speisen reduzieren. Mit unseren Rezepten haben Sie dazu die umfassende Möglichkeit. Die täglichen Mahlzeiten bestehen im Normalfall aus Gemüse, Milchprodukten, Fleisch und Fisch und natürlich auch aus Fetten und Proteinen. In den vergangenen Jahren sind die Kohlenhydrate in der Ernährung jedoch sehr stark angestiegen. Low Carb zielt darauf ab, diese Kohlenhydrate vollständig durch andere Lebensmittel zu ersetzen.

Das bedeutet nicht, dass man vollständig auf Kohlenhydrate verzichten sollte. Das kann Nachteile in der Gesundheit bringen. Eine kohlenhydratarme Ernährung bedeutet, dass man seine Zufuhr von Kohlenhydraten auf maximal 40 % des alltäglichen Bedarfs ausrichtet.

WAS SIND KOHLENHYDRATE UND WIE WIRKEN SIE SICH AUS?

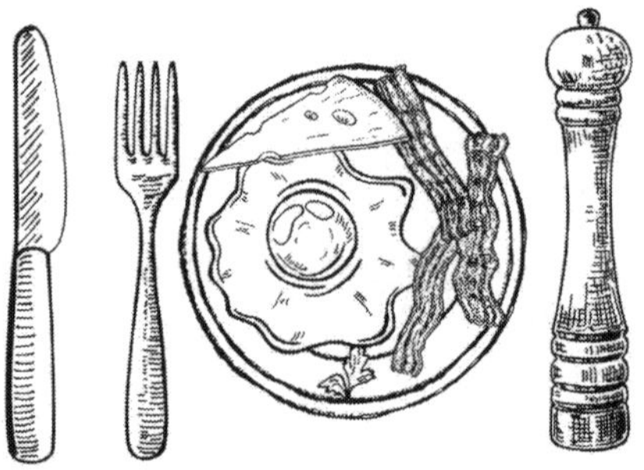

Sucht man nach dem Begriff Kohlenhydrate, dann wird man zahlreiche Nahrungsmittel finden, in denen diese Bestandteile integriert sind. Kohlenhydrate bestehen aus Zuckermolekülen und sind somit der Treibstoff für das Gehirn und die Muskeln. Denn Zucker wird im Körper zu Glucose umgewandelt, welches unser Gehirn besonders benötigt.

Mit dieser Aussage würde man annehmen, dass Kohlenhydrate einen essenziellen Bestandteil in der Ernährung darstellen. Doch dem ist nicht so, denn Kohlenhydrate können ganz schnell ein Gewichtsproblem hervorrufen, vor allem, wenn sie in großen Mengen verzehrt werden. Um den Energiebedarf zu decken, hat der Körper zwei Möglichkeiten. Zum einen kann er auf Kohlenhydrate zurückgreifen, zum anderen auf Fett. Die meisten Menschen versuchen, Kohlenhydrate aufzunehmen, denn sie können schnell in Zucker umgewandelt werden und somit dem Körper sehr schnell Energie liefern. Bei der Fettumwandlung dauert die Energiezufuhr etwas länger.

Was sind Kohlenhydrate? Kurz und knapp erklärt, sind Kohlenhydrate einfache Energiequellen für den Körper, die aus Zuckermolekülen zusammengesetzt sind. Werden Kohlenhydrate verstoffwechselt, entsteht ein hoher Blutzuckerwert, der wiederum durch Insulin im eigenen Körper abgebaut werden muss.

Es gibt drei Arten von Kohlenhydraten. Sie unterscheiden sich anhand der Zuckerbestandteile. Unterscheiden kann man den Einfachzucker, den Zweifachzucker oder auch den Mehrfachzucker. Zu welcher Kohlenhydrate-Art man greift, definiert sich anhand der Anzahl der vorkommenden Zuckerbausteine. Traubenzucker und Fruchtzucker beispielsweise bestehen aus einem Einfachzucker. Das heißt, Sie können sehr schnell vom Körper verwertet und in Energie umgewandelt werden. Der herkömmliche Haushaltszucker hingegen ist ein Zweifachzucker, der wesentlich mehr Schaden im Körper anrichtet. Denn er muss umständlich aufgespalten werden und bringt nur wenig Energie. Zum Thema Mehrfachzucker kann man die Lebensmittel Kartoffeln, Getreide und Hülsenfrüchte anführen.

Der Zweifachzucker oder auch der Vielfachzucker muss beispielsweise sehr umständlich aufgespalten werden, damit der Körper an die wichtige Glucose gelangt. Dabei setzt der Körper bei der Verdauung verschiedene Enzyme frei. Je nachdem wie ein Kohlenhydrat zusammengesetzt ist, dauert die Aufspaltung entsprechend lange, wodurch der Körper wiederum Energie benötigt. Es sind also nicht grundlegend alle Kohlenhydrate nachteilig für den Körper. Nutzt man komplexe Kohlenhydrate, dann sind diese sogar recht gesund, wenn man auf die Menge achtet. Komplexe Kohlenhydrate müssen aufgespalten werden, sind länger sättigend und sorgen dafür, dass der Körper während der Aufspaltung Energie benötigt. Einfache Kohlenhydrate hingegen werden ganz schnell aufgespalten und in den Blutzucker-Kreislauf eingebunden.

AUF WELCHE LEBENSMITTEL MUSS MAN VERZICHTEN?

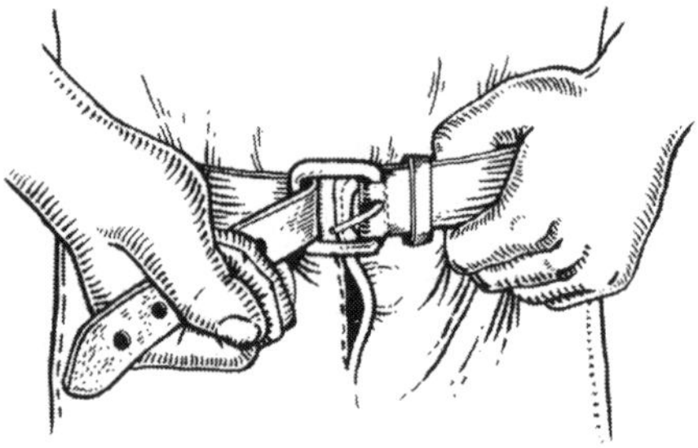

Um eine entsprechende Low Carb-Ernährung durchzuführen, sollte man auf verschiedene Lebensmittel verzichten, wozu einzelne Gemüsesorten gehören. Es gibt beispielsweise die Süßkartoffeln, die Pastinaken oder auch den Zuckermais, die sehr viele Kohlenhydrate besitzen. Hinzu kommen Produkte, die Weißmehl enthalten. Hierzu gehört unter anderem das klassische Brot, Gebäck aber auch Nudeln und Reis. Selbst Kartoffeln sollten anhand der Kohlenhydratmengen vermieden werden. Aber auch Obst mit sehr viel Fruchtzucker kann sehr viele Kohlenhydrate enthalten. Selbstverständlich sollte man generell auf Fertiggerichte verzichten. Diese Lebensmittel enthalten sehr viele Kohlenhydrate und sind von der Speiseplanung zu streichen.

Tipp: Wir möchten nur noch einen kleinen Tipp an alle Leser und Leserinnen vermitteln. Wer auf sein Brot nicht verzichten möchte, der kann bei uns in den Rezepten Low Carb-Brote finden, die ganz einfach selbst herzustellen sind. Das Gleiche gilt natürlich auch für Nudeln und Gebäck. Wer auf Weizenmehl verzichtet und Alternativen findet, die weniger Kohlenhydrate enthalten, kann seine Nudeln oder auch sein Gebäck ganz einfach selbst herstellen.

WELCHE LEBENSMITTEL ENTSPRECHEN EINER LOW CARB-ERNÄHRUNG?

Beim Gemüse kann man beispielsweise ohne Probleme Spinat, Pilze aber auch Gurken und Tomaten zu sich nehmen. Selbst Rotkohl und Grünkohl sind erlaubt. Ebenfalls sind Oliven, Avocado, Rhabarber, Zitronen und verschiedene Beerensorten in Ordnung. Bei den Milchprodukten kann man auf Reibekäse, Blauschimmelkäse oder auch Schmelzkäse zurückgreifen. Selbst der Hartkäse oder der ganz normale Schnittkäse enthalten sehr wenige Kohlenhydrate. Bei den Getreideprodukten sind vor allem Produkte mit Mandelmehl, Dinkelmehl und anderen alternativen Mehlsorten erlaubt. Und auch beim Fleisch kann man bei seiner Low Carb-Ernährung ordentlich zugreifen. Schweinefleisch, Rindfleisch, Lammfleisch, Geflügelfleisch und natürlich auch Wild sind auf dem Speiseplan sehr gerne gesehen. Beim Fisch sieht es ähnlich umfangreich aus. Und selbst die Mayonnaise, der Weißwein und der Essig sind durchaus in der Planung mit zu integrieren.

WAS IST WICHTIG BEI DER UMSTELLUNG DER ERNÄHRUNG?

Möchte man seine Ernährung nach der Low Carb-Methode umstellen, sollte man keine Sofortmaßnahme treffen. Der Körper ist auf eine Kohlenhydratzufuhr gewöhnt und kann sich nur schwer umstellen. Deswegen empfehlen Experten eine Schritt-für-Schritt-Umstellung. Das bedeutet natürlich für Sie, dass Sie beginnen sollten, weniger Kohlenhydrate zu sich zu nehmen und bewusster einzukaufen. Achten Sie ganz genau darauf, wo viele Kohlenhydrate enthalten sind und welche Alternativen sie im Supermarkt oder auch im Internet finden können. Unsere Rezepte geben Ihnen dazu eine gute Möglichkeit. Zusätzlich erhalten Sie bei uns natürlich auch einen Ernährungsplan, der Ihnen einen ersten Startschuss vermittelt. Hinzu kommt, dass natürlich bei einer Low Carb-Ernährung nach und nach auf immer mehr Kohlenhydrate verzichtet werden sollte. Wer beginnt, Brot und Brötchen selber herzustellen, wird ganz schnell bemerken, wie einfach die Ernährungsumstellung sein kann. Es ist davon abzuraten, die Ernährung vollständig ohne Kohlenhydrate durchzuführen. Erstens ist das kaum möglich, zweitens benötigt unser Gehirn eine gewisse Menge an Glucose, die durch Kohlenhydrate gewährleistet wird. Sie sollten also darauf achten, nicht weniger als 25 % Kohlenhydrate im Tagesablauf einzuplanen.

TIPPS FÜR BERUFSTÄTIGE

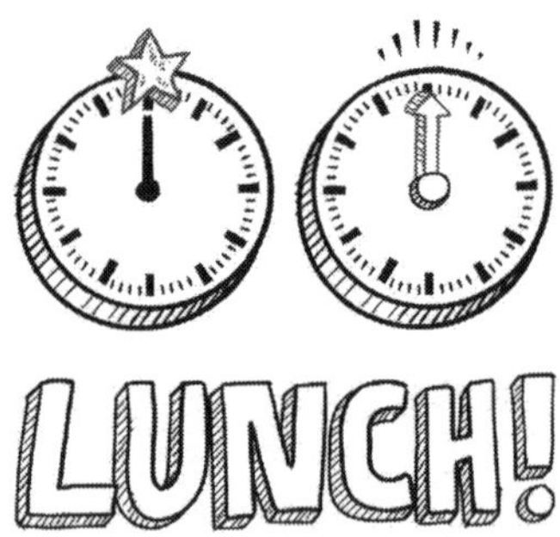

Wer berufstätig ist, möchte natürlich möglichst schnell auf Kohlenhydrate verzichten. Hierzu kann man einige Tipps mit auf den Weg geben, was wir nun gerne übernehmen möchten. Achten Sie darauf, dass Sie möglichst vollständig auf Fertiggerichte verzichten. Versuchen Sie, Ihre Speisen einfach zu Hause vorzubereiten und mit auf Arbeit zu nehmen. Somit können Sie sicher sein, dass sie eine kohlenhydratarme Ernährung anstreben. Außerdem sollten Sie auf kleine Snacks zwischendurch nur dann nicht verzichten, wenn es sich um Gemüse oder um kohlenhydratarme Alternativen handelt. Beim Einkaufen ist es wichtig, auf Weizenmehl oder auf helle Mehlsorten zu verzichten. Kaufen Sie lieber Dinkelmehl oder andere Mehlsorten, die Ihnen es erlauben, auch ganz schnell ein Brot oder ein Brötchen selber zu backen. Hierzu können Sie unsere Rezepte nehmen, die sich relativ schnell auch in einem berufstätigen Alltag einbinden lassen.

Achten Sie darauf, ausreichend über den Tag hinweg zu trinken, um Heißhungerattacken einfach zu vermeiden. Sollten Sie doch mal Heißhungerattacken bekommen, dann ersetzen Sie das gewünschte Produkt mit Obst oder Gemüse.

ALLGEMEINE HINWEISE ZU DIÄTEN/ZUR ERNÄHRUNGSUMSTELLUNG

Möchten Sie gerne eine Ernährungsumstellung durchführen und haben Sie vielleicht sogar etwas Übergewicht, dann sollten Sie einen Arzt aufsuchen. Der Arzt kann Ihnen helfen, eine gute Einstellung für die Kohlenhydrate zu finden. Eine Crash-Diät ist niemals zu empfehlen, da der Körper hier in einen absoluten Not- Zustand fällt. Das Resultat ist ein schneller Gewichtsverlust, aber auch ein Jo-Jo-Effekt, den Sie vielleicht vermeiden möchten. Sorgen Sie also dafür, dass Sie eine ausgewogene und gute Ernährung mit viel Obst und Gemüse bevorzugen, anstatt eine vollkommene Nulldiät zu nutzen.

HINWEISE ZU DEN REZEPTEN

Bevor wir Sie nun zu unseren Rezepten lassen, möchten wir noch einen kurzen Hinweis vermitteln. Alle unsere Rezepte sind ohne Bilder ausgestattet, da wir gerne Ihre Fantasie anregen möchten. Wir möchten nicht, dass Sie nach Bildern kochen, sondern lernen die Zutaten richtig anzuwenden und vielleicht sogar selbst Kreationen entwickeln. Deswegen hoffen wir auf Ihr Verständnis, wenn es in diesem Buch keine Bilder gibt. Außerdem können wir das Buch so, zu einem wesentlich niedrigeren Preis anbieten.

LOW
CARB-REZEPTE
FRÜHSTÜCK

1. FITNESS-STULLE

Zutaten für 2 Portionen

- ½ Bund Schnittlauch
- 75 g Magerquark
- etwas Salz
- etwas Pfeffer
- 1 Tomate
- ¼ Salatgurke
- 2 Scheiben Körnerbrot
- 60 g gekochte Putenbrust
- ¼ Kresse Beet

Nährwerte:

- Kalorien: 184 kcal
- Kohlenhydrate: 28 g
- Eiweiß: 13 g
- Fette: 3 g

Zubereitungszeit: 15 Minuten

Zubereitung

1. Den Quark in eine Schale geben und den frisch gewaschenen und geschnittenen Schnittlauch unterheben. Danach die Gurke und die Tomaten waschen und in Scheiben schneiden.
2. Das Brot mit Quark, Putenbrust und den Tomaten und Gurken belegen und mit Salz, Pfeffer und Kresse bestreuen.

2. OMELETTS MIT PAPRIKA

Zutaten für 2 Portionen

- 1 Paprikaschote
- ½ Bund Schnittlauch
- 6 Eier
- 6 EL Milch
- 80 g geriebener Gouda
- etwas Salz
- etwas Pfeffer
- 4 EL Olivenöl
- 2 EL fertiges Balsamico-Dressing

Nährwerte:

- Kalorien: 724 kcal
- Kohlenhydrate: 12 g
- Eiweiß: 33 g
- Fett: 60 g

Zubereitungszeit: 20 Minuten

Zubereitung

1. Es ist ganz einfach. Schneiden sie die Paprika auf und entkernen Sie diese. Anschließend die Paprika und den Schnittlauch klein schneiden und mit dem Ei verquirlen. Danach die Milch hinzugeben und alles durchmischen.
2. Die Ei-Mischung in eine mit Öl benetzten Pfanne geben und stocken lassen. Danach mit Salz und Pfeffer bestreuen und den geriebenen Gouda hinzugeben.
3. Anschließend mit Balsamico verzieren und genießen.

3. OMELETT MIT AUBERGINE UND TOMATE

Zutaten für 2 Portionen	Nährwerte:

- 8 Eier
- 200 g Tomaten
- 100 g Aubergine, roh
- 2 Stängel Basilikum, frisch
- 2 EL Schlagsahne, 30 %
- 2 Prisen Salz
- 2 Prisen Pfeffer
- 2 TL Olivenöl

Nährwerte:

- Kalorien: 416 kcal
- Kohlenhydrate: 8 g
- Eiweiß: 29 g
- Fett: 29 g

Zubereitungszeit:

Zubereitung

1. Die Eier aufschlagen und in einer Schüssel zu Rührei vermischen.
2. Die Tomaten und die Aubergine aufschneiden und beide unter die Eier mischen. Die Schlagsahne unterheben.
3. Danach eine Pfanne mit Öl erhitzen und die Eimasse reingeben. Diese muss fest werden bevor Salz und Pfeffer hinzukommen.
4. Ist das Omelett fest, kann das frische Basilikum hinzugegeben werden.

4. SPIEGELEI MIT BACON

Zutaten für 2 Portionen

- 4 Eier
- 60 g Bacon
- 1 EL Olivenöl
- 1 Prise Salz
- 1 Prise Pfeffer

Nährwerte:

- Kalorien: 326 kcal
- Kohlenhydrate: 2 g
- Eiweiß: 18 g
- Fett: 27 g

Zubereitungszeit: 10 Minuten

Zubereitung

1. Auch dieses Rezept ist schnell gemacht. Einfach in der Pfanne Öl erhitzen.
2. Die Bacon-Scheiben darin knusprig braten und das Ei hinzugeben. Alles stocken lassen und mit Salz und Pfeffer würzen.

5. LOW CARB-PFANNKUCHEN

Zutaten für 2 Portionen

- 1 Eier
- 1 Prise Salz
- 125 ml Milch
- 1 EL Eiweißpulver, Vanille
- ½ Msp. Zimt
- Butter zum Ausbacken
- 50 g frische Beeren

Nährwerte:

- Kalorien: 137 kcal
- Kohlenhydrate: 6 g
- Eiweiß: 8 g
- Fett: 9 g

Zubereitungszeit: 15 Minuten

Zubereitung

1. Im ersten Schritt das Eiweiß vom Eigelb trennen. Das Eiweiß mit Salz steif schlagen und das Eigelb mit Milch und Zimt mischen. Anschließend beides vermengen.
2. Danach das Eiweißpulver hinzugeben und vermischen. Nun eine Pfanne auf den Herd stellen und die Masse mit Butter ausbacken.
3. Mit frischen Früchten auf dem Teller garnieren.

6. LOW CARB-PORRIDGE

Zutaten für 2 Portionen

- 1 Banane
- 80 g Himbeeren
- 80 g Brombeeren
- 1 Passionsfrucht
- 30 g gemahlene Mandeln
- 50 g Kokosmehl
- 2 EL Haferkleie
- 2 EL Leinsamen
- 1 EL Flohsamenschalen
- 130 ml Kokosmilch
- ½ Prise Salz
- ½ Handvoll Kokoschips

Nährwerte:

- Kalorien: 448 kcal
- Kohlenhydrate: 31 g
- Eiweiß: 14 g
- Fett: 29 g

Zubereitungszeit: 20 Minuten

Zubereitung

1. Die Banane schälen und die Frucht in Scheiben schneiden. Die Beeren waschen und die Passionsfrucht halbieren.
2. Anschließend können Sie das Mandelmehl, Kokosmehl, die Haferkleie, Leinsamen und Flohsamenschalen in eine Schale oder einen Topf geben und mit 250 ml Wasser und 250 ml Kokosmilch vermischen. Das Gemisch auf den Herd stellen und mit Salz würzen. Danach 5 Minuten köcheln lassen.
3. Danach den Porridge in eine Schale geben und mit Bananen, Himbeeren, Brombeeren und je einer halben Passionsfrucht anrichten. Anschließend mit Kokoschips garnieren.

7. AVOCADOBUTTER FÜR VOLLKORNTOAST

Zutaten für 2 Portionen

- 50 g Avocado
- ¼ EL Zitronensaft
- ¼ Knoblauchzehe
- 60 g Butter
- etwas Salz
- etwas Pfeffer
- 30 g saure Sahne

Nährwerte:

- Kalorien: 281 kcal
- Kohlenhydrate: 2 g
- Eiweiß: 1 g
- Fett: 31 g

Zubereitungszeit: 10 Minuten

Zubereitung

1. Die Avocado aufschneiden und entkernen. Das Fruchtfleisch in eine Schale geben und mit Butter versetzen. Alles mit der Gabel zerdrücken und cremig schlagen.
2. Den Knoblauch schälen und zerkleinern, danach mit der sauren Sahne, dem Zitronensaft und den Gewürzen zur Butter geben und alles gut mischen.

8. ZWIEBELOMELETTE MIT SPINAT

Zutaten für 2 Portionen

- 1 ½ Zwiebel
- 100 g Spinat
- 4 Ei
- etwas Salz
- etwas Pfeffer
- 1 ½ TL Zitronensaft
- 30 g Parmesan, gerieben
- 10 ml Olivenöl

Nährwerte:

- Kalorien: 360 kcal
- Kohlenhydrate: 3 g
- Eiweiß: 22 g
- Fett: 29 gl

Zubereitungszeit: 30 Minuten

Zubereitung

1. Die Zwiebel bitte pellen und anschließend in Ringe schneiden. Danach den frischen Spinat waschen und die Blätter in Streifen schneiden.
2. Den Backofen auf Umluft 180 Grad einstellen. Danach die Eier aufschlagen und verquirlen. Die Eier mit Pfeffer und Salz und Zitronensaft mischen und mit Parmesan und Spinat vermengen.
3. Die Eier verquirlen. Dabei mit Salz, Pfeffer und Zitronensaft würzen. Parmesan und den Spinat hinzufügen.
4. Danach Öl in einer Pfanne erhitzen und die Eimasse hinzugeben. Diese stocken lassen und ausbacken. Mit Zwiebelringen belegen und servieren.

9. LOW CARB-ZUCCHINI-KUCHEN

Zutaten für 10 Portionen

- Kalorien: 181 kcal
- Kohlenhydrate: 2 g
- Eiweiß: 7 g
- Fett: 13 g
- 60 g Xylit
- 40 g Erythrit
- ½ TL Zimt
- ½ TL Backpulver
- etwas Vanille-Aroma

Nährwerte:

- Kalorien: 181 kcal
- Kohlenhydrate: 2 g
- Eiweiß: 7 g
- Fett: 13 g

Zubereitungszeit: 60 Minuten

Zubereitung

1. Die Zucchini waschen und mit einem Gemüsehobel raspeln. Danach in ein Sieb geben und das Wasser ausdrücken.
2. Den Ofen nun auf 200 Grad Umluft einstellen.
3. Nun die restlichen Zutaten in eine Schüssel geben und alles miteinander vermischen.
4. Die Kuchenform mit Backpapier auskleiden und die Kuchenmasse hineingeben. Danach 45 Minuten backen.

10. LOW CARB-FRUCHT-JOGHURT

Zutaten für 1 Portion

- 500 g Soja Joghurtalternative, Natur
- 100 g frische Beeren
- 10 Tropfen Vanille-Aroma

Nährwerte:

- Kalorien: 257 kcal
- Kohlenhydrate 6 g
- Eiweiß: 20 g
- Fett: 12 g

Zubereitungszeit: 10 Minuten

Zubereitung

1. Den Joghurt in einen Becher geben.
2. Danach die Früchte verlesen und über den Joghurt geben. Anschließend mit dem Aroma versetzen.

11. LOW CARB-LACHS-SPINAT-ROLLE

Zutaten für 2 Portionen

- 100 g Räucherlachs
- 70 g Tiefkühl-Blattspinat ohne Rahm
- 2 Eier
- 25 g geriebener Käse
- 80 g Frischkäse mit Kräutern
- 1 Prise Salz
- 1 Prise Pfeffer

Nährwerte:

- Kalorien 370 kcal
- Kohlenhydrate: 1,8 g
- Eiweiß: 26 g
- Fett: 26 g

Zubereitungszeit: 60 Minuten

Zubereitung

1. Im ersten Arbeitsschritt muss der Ofen auf 200 Grad Umluft eingestellt werden.
2. Während der Ofen vorheizt, die Eier aufschlagen und mit dem Käse und dem aufgetauten Spinat (Mikrowelle) mischen. Danach mit Salz und Pfeffer würzen.
3. Jetzt ein Backblech mit Backpapier auslegen und die Masse drauf verteilen. Die Eimasse danach 10 Minuten backen.
4. Die Eimasse mit Frischkäse bestreichen und mit Räucherlachs belegen.
5. Nun alles zusammenrollen und mit Frischhaltefolie umwickeln. Danach 4 Stunden im Kühlschrank aufbewahren.

Tipp: Perfekt zum Vorbereiten.

12. LOW CARB-BROT

Zutaten für 1 Low Carb-Brot

- 15 g Backpulver
- 30 g Dinkelbrot
- 30 g Haferkleie
- 100 g Leinsamen
- 100 g gemahlene Mandeln
- 5 g Salz
- 6 Eier
- 300 g Quarkalternative
- 15 g Sonnenblumenkerne

Nährwerte für 2 Scheiben:

- Kalorien: 234 kcal
- Kohlenhydrate: 5,8 g
- Eiweiß: 13,6 g
- Fett: 15 g

Zubereitungszeit: 110 Minuten

Zubereitung

1. Den Backofen bitte auf 150 Grad Umluft vorheizen.
2. Danach können Sie alle Zutaten miteinander mischen.
3. Die Kastenform am besten mit Backpapier auslegen.
4. Nun den Teig in die Form geben und 90 Minuten backen.

13. SÜßE PROTEIN PANCAKES MIT WHEY UND FEIGEN

Zutaten für 1 Pancake

- 1 Banane
- 2 Eiweiß
- 1 Ei
- 25 g Whey-Protein
- 2 frische Feigen
- Fett für die Pfanne

Nährwerte:

- Kalorien: 300 kcal
- Kohlenhydrate: 24 g
- Eiweiß: 18 g
- Fett: 13 g

Zubereitungszeit: 10 Minuten

Zubereitung

1. Die Banane schälen und klein schneiden. Danach die Banane in einer Schale zerdrücken und mit dem Eiweiß mischen.
2. Anschließend das Ei hinzugeben und das Protein vermischen.
3. Das Fett in der Pfanne erhitzen und den Teig ausbacken.
4. Mit einer aufgeschnittenen Feige garnieren.

14. PROTEIN-PANCAKES

Zutaten für 2 Portionen

- 1 Tasse Vollkornmehl
- 1 Tasse Haferflocken
- 1 ½ TL Backpulver
- ½ TL Salz
- 2 Tassen Kefir
- ½ Tasse Milch
- 1 TL Vanille-Extrakt
- 1 Ei
- 2 Eiweiß
- 1 Tasse Beeren
- 2 EL Erdnussbutter

Nährwerte:

- Kalorien: 628,2 kcal
- Kohlenhydrate: 50 g
- Eiweiß: 34 g
- Fett: 19 g

Zubereitungszeit: 30 Minuten

Zubereitung

1. In einer Schüssel bitte das Mehl, Haferflocken, Backpulver und Salz verrühren.
2. In einer zweiten Schüssel das Eiweiß steif schlagen und mit dem Kefir, Milch, Vanille und dem Ei vermengen.
3. Den Inhalt beider Schüsseln vereinen und gut mischen. Danach die Pfanne erhitzen, mit etwas Fett versehen und den Teig portionsweise ausbacken.
4. Die Erdnussbutter schmelzen lassen und über die Pancakes geben. Die Beeren als Topping.

15. VEGANE PROTEIN-PANCAKES

Zutaten für 2 Portionen

- 120 g Vollkornmehl
- 30 g Proteinpulver, vegan
- 1 TL Backpulver
- 1 Prise Salz
- 2 TL Ahornsirup oder Stevia
- 230 ml Wasser

Nährwerte:

- Kalorien: 262 kcal
- Kalorien: 39 g
- Eiweiß: 19 g
- Fett: 1,2 g

Zubereitungszeit: 20 Minuten

Zubereitung

1. Alle Zutaten in einer Schüssel miteinander mischen.
2. Danach die Pfanne erhitzen und den Teig darin ausbacken.

16. LOW CARB-BROT MIT AVOCADO UND RÄUCHERLACHS

Zutaten für 1 Portion	Nährwerte:
• 2 Scheiben Low Carb-Brot	• Kalorien: 400 kcal
• 50 g Avocado-Fruchtfleisch	• Kohlenhydrate: 7 g
• 50 g Räucherlachs	• Eiweiß: 23 g
• etwas Pfeffer	• Fett: 28 g

Zubereitung: 10 Minuten

Zubereitung

1. Die Avocado aufschneiden und entkernen. Das Fruchtfleisch in eine Schale geben und zerdrücken. Anschließend das Brot mit Avocado bestreichen und mit Lachs belegen. Nun noch mit Pfeffer würzen.

17. LOW CARB-AVOCADO-CREME

Zutaten für 1 Portion	Nährwerte:
• 1 reife Avocado	• Kalorien: 325 kcal
• 250 g Soja-Joghurtalternative	• Kohlenhydrate: 5 g
• 50 g Sahne	• Eiweiß: 11 g
• etwas Erythrit	• Fett: 26 g

Zubereitungszeit: 10 Minuten

Zubereitung

1. Die Avocado aufschneiden und entkernen. Anschließend das Fruchtfleisch herauslösen und zerdrücken. Danach alles miteinander mischen.

18. PROTEIN-PANCAKES OHNE PROTEINPULVER

Zutaten für 2 Portionen

- 50 g zarte Haferflocken
- 200 g Magerquark
- 1 Ei
- 1 Prise Zimt

Nährwerte:

- Kalorien: 188 kcal
- Kohlenhydrate: 17 g
- Eiweiß: 18 g
- Fett: 5 g

Zubereitung: 20 Minuten

Zubereitung

1. Alle Zutaten bis auf den Zimt mischen und mit einem Pürierstab vermengen.
2. Danach mit Fett in der Pfanne in Portionen ausbacken.

19. OMELETT MIT RICOTTA UND MINZE

Zutaten für 2 Portionen

- 160 g Ricotta
- 12 Stiele Minze
- 5 Eier
- 1 Prise Salz
- 1 Prise Pfeffer
- 30 g Butter

Nährwerte:

- Kalorien: 452 kcal
- Kohlenhydrate: 6 g
- Eiweiß: 25 g
- Fett: 35 g

Zubereitungszeit: 30 Minuten

Zubereitung

1. Den Ricotta (80 g) mit einer Gabel in einer Schüssel zerdrücken. Die Minze abzupfen und waschen. Danach klein schneiden und unter den Ricotta mischen.
2. Jetzt die Eier, Salz und Pfeffer vermengen und unter die Ricotta-Mischung geben.
3. Butter in einer Pfanne mischen und die Ricotta-Masse in die Pfanne geben. Von beiden Seiten backen.
4. Nun das Omelett auf einen Teller geben und mit dem restlichen Ricotta bestreichen.

20. FLEISCHSALAT MIT SELLERIE

Zutaten für 4 Portionen

- 120 g Knollensellerie
- 1 Prise Salz
- 300 g Fleischwurst
- 200 g Gewürzgurken
- 100 g Salatcreme
- 4 EL Gurkensud von Gewürzgurken
- 40 g Joghurt
- 150 g Mayonnaise
- 3 Stiele Petersilie
- 1 Beet Gartenkresse
- ½ Bund Schnittlauch

Nährwerte:

- Kalorien: 621 kcal
- Kohlenhydrate: 8 g
- Eiweiß: 12 g
- Fett: 58 g

Zubereitungszeit: 120 Minuten

Zubereitung

1. Den Sellerie können Sie bitte schälen und danach in dünne Streifen schneiden. Wasser zum Kochen bringen und den Sellerie dort hineinlegen. Einmal aufkochen lassen und danach in ein Sieb abgeben. Die Fleischwurst und Gurken in feine Scheiben schneiden.

2. Danach in einer Schüssel die Mayonnaise mit Salatcreme, dem Gurkensud, Joghurt und etwas Salz vermischen.

3. Petersilie und Schnittlauch klein schneiden.

4. Danach das Sellerie, Gurken, Fleischwurst, Petersilie und eine Hälfte des Schnittlauchs mit der Salat-Creme vermischen. 1 Stunde ziehen lassen.

5. Die Kresse vom Beet schneiden und alles miteinander mischen.

21. BUNTE EIER-WRAPS

Zutaten für 2 Portionen

- 1 Avocado
- 2 EL saure Sahne
- 2 TL Limettensaft
- 1 Prise Salz
- 1 Prise Pfeffer
- 4 Stiele Petersilie
- 1 Beet Gartenkresse
- 4 Paprikaschoten aus dem Glas
- 5 Eier
- 2 TL Öl
- 6 Scheiben Roastbeef-Aufschnitt

Nährwerte:

- Kalorien: 485 kcal
- Kohlenhydrate: 7 g
- Eiweiß: 38 g
- Fett: 32 g

Zubereitungszeit: 20 Minuten

Zubereitung

1. Die Avocado bitte halbieren, entkernen und das Fruchtfleisch herauslösen. Dieses mit der sauren Sahne und dem Limettensaft vermischen. Danach in ein hohes Gefäß geben und pürieren. Anschließend die Paprika aus dem Glas hinzugeben und nochmals pürieren.
2. Petersilie und Kresse zerkleinern und mit den Eiern vermengen.
3. Danach Öl in eine Pfanne geben und die Eiermasse in die Pfanne geben. Nun die Eimasse stocken lassen und ausbacken.
4. Anschließend auf den Tellern verteilen und mit der Creme bestreichen.

22. WALNUSSBROT

Zutaten für 10 Scheiben

- 100 g Walnusskerne, gehackt
- 50 g Leinsaat
- 50 g Weizenkleie
- 50 g Eiweißpulver
- 1 TL Backpulver
- 1 TL Salz
- 2 Eier
- 250 g Magerquark

Nährwerte:

- Kalorien: 163 kcal
- Kohlenhydrate: 3 g
- Eiweiß: 12 g
- Fett: 10 g

Zubereitungszeit: 60 Minuten

Zubereitung

1. Den Backofen bitte auf 200 Grad einstellen. Anschließend die Zutaten miteinander mischen.
2. Eine Backform mit Backpapier auslegen und den Teig in die Form geben.
3. Danach alles 40 Minuten backen.

23. GERÖSTETES VOLLKORNBROT MIT RICOTTA UND AVOCADO

Zutaten für 4 Portionen

16 Scheiben Vollkornbrot

- 1 EL Olivenöl
- ½ Knoblauchzehe
- ½ Bund Schnittlauch
- 1 Bio-Zitrone
- 250 g Ricotta
- 1 Prise Salz
- 1 Prise Pfeffer
- 2 Avocados

Nährwerte:

Kalorien: Kalorien: 530 kcal

- Kohlenhydrate: 11 g
- Eiweiß: 13 g
- Fett: 39 g

Zubereitung

1. Den Backofen auf 200 Grad vorheizen. Die Toastscheiben mit Öl bestreichen und 5 Minuten im Ofen backen.
2. In der Zeit den Knoblauch schälen und fein hacken. Schnittlauch waschen und klein schneiden. Anschließend die Zitrone waschen und die Schale abreiben. Die Zitrone danach halbieren und den Saft ausdrücken.
3. In einer Schüssel Ricotta, 1 EL Zitronensaft, Knoblauch und Schnittlauch vermischen. Mit Salz und Pfeffer würzen. Die Creme anschließend auf die Toastscheiben verteilen.
4. Die Avocado aufschneiden, entkernen und das Fruchtfleisch in Scheiben schneiden. Diese auf den Toast legen.

24. SPROSSEN-EIERSALAT-SANDWICH

Zutaten für 2 Portion

- 2 Eier
- ½ Zwiebel
- 1 TL Zitronensaft
- ½ TL Olivenöl
- ½ Avocado
- 1 EL Kräuterquark
- 1 Prise Salz
- 1 Prise Pfeffer
- 0,5 Kästchen Kresse
- 4 Scheiben Vollkornbrot
- ½ EL Butter

Nährwerte:

- Kalorien: 440 kcal
- Kohlenhydrate: 10 g
- Eiweiß: 16 g
- Fett: 17 g

Zubereitungszeit: 30 Minuten

Zubereitung

1. Die Eier 7 Minuten in einem Topf kochen.
2. Die Zwiebel schälen und in Ringe schneiden.
3. Den Zitronensaft und das Olivenöl miteinander mischen.
4. Nun die Avocado halbieren, den Kern entfernen und das Fruchtfleisch herauslösen und in Scheiben schneiden. Mit dem Öl und dem Zitronensaft beträufeln.
5. Die Eier abgießen und pellen. Danach klein schneiden und mit dem Quark vermischen. Zwiebeln unterheben.
6. Nun das Brot nehmen und mit Butter bestreichen. Danach den Eiersalat, die Kresse und die Avocado auf das Brot geben.

25. FRÜCHTE-GRANOLA

Zutaten für 2 Portion

- 60 g Haferflocken
- 20 g Mandeln mit Haut
- 12 g Kürbiskerne
- 1 TL Backkakao
- 1 TL Kokosblütenzucker
- ½ EL Kokosöl
- ½ EL Mandelmus
- 20 g Mandeln mit Haut
- 32 g Trockenfrüchten

Nährwerte:

- Kalorien: 340 kcal
- Kohlenhydrate: 30 g
- Eiweiß: 12 g
- Fett: 17 g

Zubereitungszeit: 30 Minuten

Zubereitung

1. Als Erstes den Backofen auf 160 Grad Umluft vorheizen.
2. Die Mandeln vorsichtig hacken.
3. Haferflocken, Mandeln, Kürbiskerne, Kakao und Kokosblütenzucker in einer entsprechenden Schüssel mischen.
4. Kokosöl schmelzen und das Mandelmus einrühren. Die Kokoscreme nun zur Haferflocken-Mischung geben und vermischen.
5. Nun diese Mischung auf dem Backblech mit Backpapier verteilen und 15 Minuten in den Ofen schieben. Danach auskühlen lassen. Und mit Trockenfrüchten anreichern.

26. LOW CARB-EIERKUCHEN

Zutaten für 2 Portion

- 3 Eier
- 75 g Eiweißpulver
- 75 g Traubenkernmehl
- 100 ml Milch
- 100 ml Wasser
- etwas Öl

Nährwerte:

- Kalorien: 216 kcal
- Kohlenhydrate: 6 g
- Eiweiß: 23 g
- Fett: 9 g

Zubereitungszeit: 15 Minuten

Zubereitung

1. Alle Zutaten bis auf das Öl mit dem Handrührgerät mischen und zu einem Teig verarbeiten.
2. Danach das Öl in der Pfanne erhitzen und den Teig in Portionen ausbacken.

HAUPTSPEISEN GERICHTE MIT FLEISCHVARIATIONEN

27. THAI-ZUCCHINISPAGHETTI MIT HÄHNCHEN

Zutaten für 4 Portionen

- 2 Zucchini
- 1 Knoblauchzehe
- 1-2 frischer Ingwer
- 1 rote Chilischote
- 150 g Zuckerschoten
- 250 g Baby Pak Choi
- 1 Bio Limette
- 1 EL Zitronengras
- 1 EL Agavendicksaft
- ½ TL rote Currypaste
- 1 EL helle Sojasoße
- 400 g Hähnchenfilet
- 2 EL Sesamöl, 1 EL geschälte Sesamsaat
- 1 Prise Salz
- 1 Prise Pfeffer
- 25 g geröstete Erdnusskerne
- 2 EL Röstzwiebeln

Nährwerte:

- Kalorien: 320 kcal
- Kohlenhydrate: 14 g
- Eiweiß: 29 g
- Fett: 16 g

Zubereitungszeit: 40 Minuten

Zubereitung

1. Hacken Sie den geschälten Ingwer, den Knoblauch und die gewaschene und entkernte Chilischote. Den gewaschenen Pak Choi schneiden Sie in Streifen. Lassen Sie aber ein paar kleine Blätter übrig. Die gewaschenen Zuckerschoten schneiden Sie der Länge nach durch und mithilfe eines Spiralschneiders zerteilen Sie die gewaschenen Zucchini in lange Nudeln.

2. Hacken Sie das Zitronengras, reiben Sie die Schale der gewaschenen Limette ab und pressen Sie die Frucht aus. Vermischen Sie Currypaste, Zitronengras, Limettensaft, Agavendicksaft, Sojasoße und Limettenabrieb. Würfeln Sie das abgespülte und trocken getupfte Fleisch.

3. Braten Sie das Fleisch in erhitztem Sesamöl an und würzen Sie nach 3 Minuten mit Pfeffer, Salz und Sesam. Mischen Sie Pak Choi, Zuckerschoten und Öl unter. Nach 2 Minuten fügen Sie die Zucchini hinzu. Anschließend rühren Sie die Limetten-Zitronengras-Mischung hinzu und würzen nochmals mit Salz.

28. GEFÜLLTE ZUCCHINI MIT HACKFLEISCH

Zutaten für 2 Portionen

- 250 g Zucchini
- 200 g Tomaten
- 125 g Hackfleisch
- 75 g Champignons
- 75 g Fetakäse
- 1 Zwiebel
- 1 Knoblauchzehen
- etwas Oregano
- 1 Prise Salz
- 1 Prise Pfeffer

Nährwerte:

- Kalorien: 303 kcal
- Kohlenhydrate: 7 g
- Eiweiß: 22 g
- Fett: 19 g

Zubereitungszeit: 30 Minuten

Zubereitung

1. Höhlen Sie die der Länge nach halbierten Zucchini aus. Hacken Sie das Fruchtfleisch.
2. Braten Sie Knoblauch, Zwiebel und Hackfleisch in erhitztem Öl an.
3. Fügen Sie das Fruchtfleisch der Zucchini und die geputzten und gewürfelten Champignons hinzu.
4. Anschließend mischen Sie den gewürfelten Feta, die Tomaten sowie Pfeffer, Salz und Oregano unter.
5. Befüllen Sie die Zucchini mit der Hackfleischmischung, setzen Sie sie in eine Auflaufform und backen Sie die gefüllten Zucchini für 25 Minuten bei 180 °C.

29. MANGO-AVOCADO- SALAT MIT CHICKEN

Zutaten für 2 Portionen

- 200 g Blattsalat
- 200 g Hühnchenbrust
- 1 Avocado
- 1 Mango
- 6 EL Öl
- 1 EL Senf
- etwas Süßstoff
- 1 Prise Salz
- 3 EL Zitronensaft
- 1 Prise Pfeffer
- 2 EL Orangensaft

Nährwerte:

- Kalorien: 256 kcal
- Kohlenhydrate: 10 g
- Eiweiß: 13 g
- Fett: 28 g

Zubereitungszeit: 30 Minuten

Zubereitung

1. Würfeln Sie das abgespülte Hähnchenbrustfleisch, würzen Sie es mit Pfeffer und Salz und braten Sie es an.

2. Würfeln Sie die Avocados und die Mango. Geben Sie Zitronensaft (1 EL) über die Avocadowürfel, um eine Verfärbung zu verhindern.

3. Zupfen Sie den geputzten Salat in Stücke und vermischen Sie ihn mit den Avocado- und Mango-Würfeln in einer Schüssel. Mischen Sie das Fleisch hinzu.

4. Verrühren Sie Orangensaft, Süßstoff, Ol, Senf und Zitronensaft (2 EL) und gießen Sie das Dressing über den Salat.

30. PUTENGESCHNETZELTES MIT CHAMPIGNONS

Zutaten für 1 Portion

- 100 g Putenschnitzel
- 150 ml Sahne
- 125 g frische Champignons
- ½ Zwiebel
- 10 g Mandelmehl
- 5 g Olivenöl
- 1 Prise Salz
- 1 Prise Pfeffer

Nährwerte:

- Kalorien: 619 kcal
- Kohlenhydrate: 8 g
- Eiweiß: 35 g
- Fett: 48 g

Zubereitungszeit: 35 Minuten

Zubereitung

1. Braten Sie die gehackte Zwiebel in erhitztem Olivenöl an.
2. Schneiden Sie das abgespülte Putenschnitzel in Streifen und geben Sie es zu der Zwiebel.
3. Mischen Sie dann die geputzten und geviertelten Champignons unter und lassen Sie alles für rund 10 Minuten leise kochen. Gegebenenfalls fügen Sie etwas Wasser hinzu, damit nichts anbrennt.
4. Sobald die Champignons gar sind, rühren Sie die Sahne hinein und lassen sie etwas einkochen. Binden Sie die Soße mit Mehl und würzen Sie mit Pfeffer und Salz.

31. SCHWEINEFILET MIT SESAMGEMÜSE

Zutaten für 2 Portionen

- 300 g Schweinefilet
- 250 g Brokkoli
- 100 g Zuckerschoten
- 50 ml Sojasoße
- 50 ml Wasser
- 1 Paprika
- 1 Chilischote
- 1 EL Öl
- 1 Prise Salz
- 1 Prise Pfeffer
- 1 EL Sesam
- 1 EL Honig

Nährwerte:

- Kalorien: 302 kcal
- Kohlenhydrate: 14 g
- Eiweiß: 43 g
- Fett: 6 g

Zubereitungszeit: 40 Minuten

Zubereitung

1. Zerteilen Sie den gewaschenen Brokkoli in seine Röschen. Schneiden Sie die Zuckerschoten und die Paprika in Würfel.
2. Rösten Sie den Sesam an. Braten Sie das in feine Streifen geschnittene Fleisch für 3 Minuten in erhitztem Öl an, nehmen Sie es heraus und stellen Sie es zur Seite.
3. Braten Sie nun die Paprika und den Brokkoli im Wok an. Fügen Sie Zuckerschoten, Honig, Sojasoße, Fleisch und Wasser hinzu. Würzen Sie mit Pfeffer und Salz, richten Sie das Filet an und streuen Sie den Sesam hinzu.

32. HÄHNCHEN-REIS-PFANNE

Zutaten für 2 Portionen

- 250-300 g Hähnchenfilet
- ½ Bund Lauchzwiebeln
- 60 g getrocknete entsteinte Aprikosen
- 1-1½ EL Öl
- 1 Prise Salz
- ½ TL Chiliflocken
- 100 ml Apfelsaft
- 4-5 EL Sojasoße
- 1 Packung Express Basmati-Reis

Nährwerte:

- Kalorien: 540 kcal
- Kohlenhydrate: 45 g
- Eiweiß: 39 g
- Fett: 13 g

Zubereitungszeit: 35 Minuten

Zubereitung

1. Hacken Sie die geputzten Lauchzwiebeln und schneiden Sie das abgespülte Hähnchenfilet in Scheiben. Vierteln Sie die Aprikosen.
2. Braten Sie das Fleisch für 4 Minuten in erhitztem Öl an. Fügen Sie die Aprikosen und die Lauchzwiebeln hinzu und würzen Sie mit Chiliflocken und Salz. Gießen Sie Sojasoße (6 EL) und Apfelsaft hinzu und lassen Sie alles für 3 Minuten leise kochen.
3. Bereiten Sie den Reis gemäß der Packungsangabe zu und mischen Sie ihn anschließend unter das Fleisch. Würzen Sie mit Pfeffer und Sojasoße (4 EL).

33. POWER-BOWL MIT COUSCOUS

Zutaten für 2 Portionen

- 185 ml Röstpaprika aus dem Glas
- 1 Knoblauchzehe
- ½ Limette
- 25 g gemahlene Mandeln
- 2½ EL Olivenöl
- 1 Prise Salz
- 50 g junger Spinat
- ½ Zucchini
- 50 g schwarze Oliven entsteint
- 125 g Kirschtomaten
- 1 Prise Pfeffer
- 300 g Hähnchenfilet
- 100 g Couscous
- 100 g Feta
- 20 g Walnusskerne

Nährwerte:

- Kalorien: 790 kcal
- Kohlenhydrate: 40 g
- Eiweiß: 54 g
- Fett: 43 g

Zubereitungszeit: 40 Minuten

Zubereitung

1. Lassen Sie die Paprika in einem Sieb abtropfen. Hacken Sie den Knoblauch. Pürieren Sie diesen mit Limettensaft, Öl (4 EL), Paprika und Mandeln. Würzen Sie mit Pfeffer und Salz. Das abgespülte und trocken getupfte Fleisch würzen Sie ebenfalls mit Pfeffer und Salz. Braten Sie das Filet von allen Seiten in erhitztem Öl (1 EL) an. Nach 12 Minuten nehmen Sie es heraus.

2. Kochen Sie den Couscous gemäß der Packungsangabe in Salzwasser (¼ l). Lassen Sie den geputzten und gewaschenen Spinat abtropfen. Reiben Sie die Zucchini und halbieren Sie die gewaschenen Kirschtomaten. Zerbröseln Sie den Feta und hacken Sie die Walnüsse.

3. Lockern Sie den Couscous mithilfe einer Gabel auf und würfeln Sie das Fleisch. Richten Sie die Zutaten mit der Soße in Bowls an und servieren Sie sie mit der übrigen Soße.

34. SALAT MIT HÄHNCHENBRUSTFILET

Zutaten für 1 Portion

- 40 g Salat nach Wahl
- 75 g Cherry-Tomaten
- 25 g Goldmais
- 50 g Salatgurke
- 1 Prise Paprika-Gewürz
- 1 Prise Pfeffer
- 1 Prise Salz
- 1 EL Salatkräuter
- 150 g Hähnchenbrustfilet

Nährwerte:

- Kalorien: 297 kcal
- Kohlenhydrate: 9 g
- Eiweiß: 37 g
- Fett: 11 g

Zubereitungszeit: 30 Minuten

Zubereitung

1. Heizen Sie Ihren Backofen vor (Ober-/Unterhitze: 180 °C).
2. Würzen Sie das gewaschene und trocken getupfte Fleisch mit Paprikapulver, Salz und Pfeffer. Braten Sie es in erhitztem Olivenöl (1 EL) an. Legen Sie das Fleisch in eine Auflaufform und backen Sie es für 15 Minuten und lassen Sie es danach auskühlen.
3. Waschen Sie den Salat und schneiden Sie das geschälte sowie gewaschene Gemüse klein. Vermischen Sie die Zutaten in einer Schüssel und fügen Sie das Fleisch hinzu. Würzen Sie mit Salz, Pfeffer und Salatkräutern. Als Dressing nutzen Sie kohlenhydrat- und kalorienarmes Salatdressing nach Geschmack.

35. LOW CARB-FRIKADELLEN

Zutaten für 3 Portionen (9 Stück)

- 1 Ei
- 50 g Low Carb-Brot
- 25 g Low Carb-Paniermehl
- 50 g frische Zwiebeln
- 1 TL Senf
- 1 TL Worcestershire Sauce
- 1 TL Paprikapulver
- 1 TL Majoran
- 1 TL Petersilie
- 10 ml Pflanzencreme
- 1 Prise Pfeffer
- 1 Prise Salz
- 400 g Hackfleisch

Nährwerte:

- Kalorien: 429 kcal
- Kohlenhydrate: 3,2 g
- Eiweiß: 35 g
- Fett: 29 g

Zubereitungszeit: 30 Minuten

Zubereitung

1. Würfeln Sie die Zwiebeln und weichen Sie das Brot mithilfe von Wasser ein. Vermischen Sie Gewürze, Zwiebeln, Hackfleisch und Ei. Drücken Sie das Brot kräftig aus und verkneten Sie es mit dem Hackfleisch.
2. Stellen Sie aus dem Hackteig große Hackbällchen (9 Stück) her und drücken Sie sie etwas flach. Wälzen Sie die Frikadellen in Paniermehl und braten Sie sie in der erhitzten Pflanzencreme an.

36. LOW CARB-HÄHNCHEN IN CHAMPIGNONSOßE

Zutaten für 2 Portionen	Nährwerte:

- 400 g Hähnchenbrustfilet
- 250 g Champignons
- 1 Schalotte
- 150 ml Sahne
- 150 ml Hühnerbrühe
- 10 g Pflanzencreme zum Braten
- 2 TL Johannisbrotkernmehl zum Binden

Nährwerte:

- Kalorien: 380 kcal
- Kohlenhydrate: 3 g
- Eiweiß: 50 g
- Fett: 18 g

Zubereitungszeit: 35 Minuten

Zubereitung

1. Schneiden Sie die geschälte Schalotte und die geputzten Champignons in dünne Scheiben.
2. Braten Sie das mit Pfeffer und Salz gewürzte Hähnchen in der erhitzten Pflanzencreme an. Anschließend lassen Sie es auf reduzierter Stufe für rund 10 Minuten abgedeckt schmoren. Nehmen Sie das Hähnchen heraus und stellen Sie es zur Seite. Braten Sie nun die Champignons und die Schalotte für 3 Minuten im Bratenfett an.
3. Fügen Sie dann die mit Johannisbrotkernmehl verrührte Hühnerbrühe hinzu. Nach 3 Minuten mischen Sie die Sahne unter, geben das Hähnchen dazu und lassen sie alles nochmals aufkochen.

37. HÄHNCHENPFANNE MIT BROKKOLI UND PAPRIKA

Zutaten für 2 Portionen

- 350 g Hähnchen
- 2 Paprika
- 300 g Brokkoli
- etwas Rosmarin
- 2 EL Öl
- 4 Knoblauchzehen
- 2 TL Paprikapulver
- 1 Prise Pfeffer
- 1 Prise Salz

Nährwerte:

- Kalorien: 480 kcal
- Kohlenhydrate: 13 g
- Eiweiß: 43 g
- Fett: 26 g

Zubereitungszeit: 40 Minuten

Zubereitung

1. Hacken Sie den gezupften Rosmarin und schneiden Sie den Knoblauch in Scheiben. Zerlegen Sie den gewaschenen Brokkoli in Röschen und würfeln Sie die Paprika sowie das abgespülte und abgetrocknete Fleisch.

2. Braten Sie Rosmarin, Knoblauch und Fleisch für 5 Minuten in erhitztem Öl an. Würzen Sie mit Paprika und Salz. Anschließend nehmen Sie Rosmarin, Knoblauch und Fleisch aus der Pfanne.

3. Braten Sie die Paprika für 4 Minuten an und fügen Sie den Brokkoli hinzu. Anschließend mischen Sie Rosmarin, Knoblauch und Fleisch wieder hinzu und würzen nochmals mit Pfeffer und Salz.

38. BALKAN-SPIEßE MIT TOMATENSCHEIBEN

Zutaten für 1 Portion

- 100 g Paprikaschote
- 1 Zwiebel
- 1 Rinderhüftsteak
- 1 Stiel Thymian
- 1 Knoblauchzehe
- 2 EL Olivenöl
- 1 TL Paprika Gewürz
- 1 Prise Salz
- 1 Prise Pfeffer
- 1 Tomate
- 2 Holzspieße

Nährwerte:

- Kalorien: 190 kcal
- Kohlenhydrate: 19 g
- Eiweiß: 14 g
- Fett: 4 g

Zubereitungszeit: 30 Minuten

Zubereitung

1. Würfeln Sie das Fleisch, die Zwiebel und die Paprika. Stecken Sie die Zutaten im Wechsel auf die Spieße.
2. Hacken Sie den Knoblauch und den Thymian und vermischen Sie beides mit Salz, Paprikapulver und Öl.
3. Streichen Sie die Spieße mit dieser Marinade ein und braten Sie sie für 6 Minuten von allen Seiten an. Richten Sie die Spieße mit Tomate an.

39. PUTENRAGOUT

Zutaten für 1 Portion

- 250 g Putenschnitzel
- 1 Schalotte
- 1 Knoblauchzehe
- etwas Sojasoße
- etwas Essig

Nährwerte:

- Kalorien: 290 kcal
- Kohlenhydrate: 3 g
- Eiweiß: 62 g
- Fett: 3 g

Zubereitungszeit: 30 Minuten

Zubereitung

1. Würfeln Sie den Knoblauch, die Schalotte und das Putenschnitzel.
2. Braten Sie diese Zutaten in erhitztem Öl (1 TL) an.
3. Fügen Sie Essig, Sojasoße (1 EL) und Wasser (40 ml) hinzu, würzen Sie kräftig und lassen sie alles rund 12 Minuten köcheln.

40. HÄHNCHENFILET MIT MOZZARELLA UND TOMATE

Zutaten für 1 Portion

- 1 Tomate
- 60 g Mozzarella
- 1 Hähnchenfilet
- 1 Prise Salz
- 1 Prise Pfeffer
- 2 TL Öl
- 1 TL Thymian zum Garnieren

Nährwerte:

- Kalorien: 400 kcal
- Kohlenhydrate: 6 g
- Eiweiß: 47 g
- Fett: 22 g

Zubereitungszeit: 30 Minuten

Zubereitung

1. Schneiden Sie 2 Scheiben der Tomate und schneiden Sie die übrige Tomate in Spalten. Würfeln Sie den Mozzarella und das gewaschene und trocken getupfte Fleisch mit Pfeffer und Salz.
2. Braten Sie das Fleisch für 4 Minuten in erhitztem Öl an und verteilen Sie es anschließend in einer Auflaufform.
3. Belegen Sie das Fleisch mit Mozzarella und den Tomatenscheiben und backen Sie das Ganze für 10 Minuten bei 150 °C Umluft.
4. Richten Sie das Fleisch an, fügen Sie die Tomatenspalten und Thymian hinzu und würzen Sie mit Pfeffer und Salz.

41. HÄHNCHENFILET MIT ZUCCHINI-SPAGHETTI

Zutaten für 2 Portionen

- 1 Knoblauchzehe
- 1 Zwiebel
- 3 Zucchini
- 100 g Feta
- 2 Hähnchenfilets
- 3 EL Mandelblättchen
- 4 EL Olivenöl
- 1 Prise Salz
- 1 Prise Pfeffer
- 2 TL Agavendicksaft
- 2 EL Zitronensaft
- 2 EL grünes Pesto

Nährwerte:

- Kalorien: 680 kcal
- Kohlenhydrate: 5 g
- Eiweiß: 46 g
- Fett: 51 g

Zubereitungszeit: 35 Minuten

Zubereitung

1. Würfeln Sie die Zwiebel und hacken Sie den Knoblauch. Zerbröseln Sie den Feta. Schneiden Sie die gewaschenen Zucchini mithilfe eines Spiralschneiders zu langen Nudeln. Spülen Sie das Fleisch gut ab und trocknen Sie es mithilfe eines Küchenpapiers.
2. Rösten Sie die Mandelblättchen ohne Zugabe von Fett. Braten Sie das Fleisch in erhitztem Öl (2 EL) an, würzen Sie es mit Pfeffer und Salz und stellen Sie es zur Seite.
3. Braten Sie die Zwiebel und den Knoblauch für 1 Minute in erhitztem Öl (2 EL) an und fügen Sie die Zucchini hinzu. Nach 4 Minuten würzen Sie mit Zitronensaft, Pfeffer, Salz und Agavendicksaft. Richten Sie das Hähnchen mit den Zucchini, dem Feta und den Mandeln an und geben Sie das Pesto darüber.

42. GEGRILLTES HÄHNCHEN MIT ERBSEN-MINZE-DIP

Zutaten für 2 Portionen

- 2 Hähnchenfilets
- 1 EL mittelscharfer Senf
- 1 EL Honig
- 1 EL Sojasoße
- 1 EL Zitronensaft
- 1 Knoblauchzehe
- 1 Prise Salz
- 1 Prise Pfeffer
- 2 EL Olivenöl
- 150 g TK-Erbsen
- 2 Stiele Minze
- 1,5 EL Vollmilchjoghurt
- 1 Prise Zucker

Nährwerte:

- Kalorien: 400 kcal
- Kohlenhydrate: 18 g
- Eiweiß: 38 g
- Fett: 18 g

Zubereitungszeit: 45 Minuten

Zubereitung:

1. Vermischen Sie Honig, Zitronensaft (1 EL), Senf, Sojasoße, Olivenöl (2 EL), Pfeffer und Salz. Vermischen Sie die Marinade sorgfältig mit dem abgespülten Fleisch und lassen Sie es für eine halbe Stunde im Kühlschrank ruhen.

2. Bringen Sie Salzwasser (1 L) zum Kochen und fügen Sie die tiefgekühlten Erbsen für 3 Minuten hinzu. Schrecken Sie sie anschließend mit kaltem Wasser ab und lassen Sie sie abtropfen. Hacken Sie den Knoblauch und zupfen Sie die Blätter von der gewaschenen Minze. Pürieren Sie Minzblätter, Zitronensaft (2 EL), Erbsen und Knoblauch. Mischen Sie Olivenöl (2 EL), Joghurt, etwas Zucker, Pfeffer und Salz unter.

3. Braten Sie das Fleisch in erhitztem Öl für 10 Minuten an und streichen Sie es immer wieder mit Marinade ein. Servieren Sie das Fleisch mit dem Dip.

43. PAPRIKAGEMÜSE MIT STEAKSTREIFEN

Zutaten für 2 Portionen

- 4 Paprikaschoten
- 1 Gemüsezwiebel
- 4 EL Öl
- 250 ml Gemüsebrühe
- 600 g Hüftsteak
- 1 Prise Salz
- 1 Prise Pfeffer
- etwas Chiliflocken
- 8 EL Sojasoße

Nährwerte:

- Kalorien: 340 kcal
- Kohlenhydrate: 6 g
- Eiweiß: 30 g
- Fett: 17 g

Zubereitung

1. Schneiden Sie die Zwiebel in Spalten und die halbierten und entkernten Paprika der Länge nach in Streifen.
2. Dünsten Sie das Gemüse in erhitztem Öl (1 EL) an und gießen Sie die Gemüsebrühe hinzu. Lassen Sie das Gemüse für 13 Minuten abgedeckt köcheln.
3. Braten Sie die Steaks in erhitztem Öl (1 EL) 3 Minuten je Seite an. Würzen Sie das Fleisch mit Pfeffer und Salz und schneiden Sie es in dicke Streifen. Würzen Sie das Gemüse mit Sojasoße und Chiliflocken, richten Sie es auf Tellern an und fügen Sie jeweils einige Steakstreifen hinzu.

44. SCHWEINEFLEISCH SÜßSAUER

Zutaten für 2 Portionen

- 400 g Schweinefilet
- 80 ml Sojasoße
- 1 EL Honig
- 30 g Ingwer
- ½ Zitrone
- 100 g Zuckerschoten
- 1 ½ EL Olivenöl
- 1 Prise Salz
- 1 Chilischote
- 1 Prise Pfeffer
- 130 g Salatmix

Nährwerte:

- Kalorien: 400 kcal
- Kohlenhydrate: 20 g
- Eiweiß: 51 g
- Fett: 14 g

Zubereitungszeit: 35 Minuten

Zubereitung

1. Hacken Sie die Chilischote, den Knoblauch und reiben Sie den geschälten Ingwer. Vermischen Sie diese drei Zutaten mit Honig und Sojasoße.
2. Legen Sie das Fleisch für 20 Minuten in der Marinade ein. Anschließend schneiden Sie das Fleisch in Scheiben und braten Sie diese. Fügen Sie die Marinade hinzu und lassen Sie alles ein paar Minuten leise köcheln.
3. Schneiden Sie die gewaschenen Zuckerschoten in dünne Streifen und vermischen Sie sie mit dem gewaschenen Salat. Verrühren Sie Pfeffer, Zitronensaft, Salz und Olivenöl und gießen Sie das Dressing darüber.
4. Richten Sie das Fleisch mit dem Salat an.

45. CHAMPIGNON-PFANNE

Zutaten für 2 Portionen

- 200 g Champignon aus der Dose
- 100 g Hähnchenbrustfilet
- 1 rote Zwiebel
- ½ Zucchini
- 1 ½ Paprika
- 30 g Cocktailtomaten
- 130 g saure Sahne
- 100 ml Gemüsebrühe
- 50 g grüne Bohnen
- ½ Stange Lauchzwiebel
- 1 Knoblauchzehe
- 1 Prise Salz
- 1 Prise Pfeffer
- 1 Schuss Tabasco

Nährwerte:

- Kalorien: 280 kcal
- Kohlenhydrate: 10 g
- Eiweiß: 20 g
- Fett: 18 g

Zubereitungszeit: 40 Minuten

Zubereitung

1. Gießen Sie die Champignons ab und fangen Sie die Flüssigkeit auf. Schneiden Sie das abgespülte Hähnchenfleisch und die Zwiebeln in Streifen. Würfeln Sie die Paprika und die Zucchini.
2. Braten Sie das Fleisch in erhitztem Rapsöl an. Fügen Sie die Bohnen, Zucchini, Zwiebel und Paprika hinzu. Nach 5 Minuten pressen Sie den Knoblauch hinein und mischen die Champignons, die Gemüsebrühe, die Cherry-Tomaten, die Champignonflüssigkeit (80 ml) und die saure Sahne unter.
3. Lassen Sie alles für 10 Minuten leise kochen. Anschließend würzen Sie mit Tabasco, Pfeffer und Salz und streuen die gehackte Lauchzwiebel darüber.

46. NACKENSTEAK MIT ROSENKOHLGEMÜSE

Zutaten für 2 Portionen

- 500 g Rosenkohl
- 1 Prise Salz
- 1 Zwiebel
- 6 Stiele Petersilie
- 2 Schweinenackensteak
- 1 Prise Pfeffer
- 2 EL Öl
- 20 g Butter
- 150 ml Schlagsahne
- 100 ml Gemüsebrühe
- n. B. Muskatnuss

Nährwerte:

- Kalorien: 780 kcal
- Kohlenhydrate: 10 g
- Eiweiß: 39 g
- Fett: 62 g

Zubereitungszeit: 45 Minuten

Zubereitung

1. Halbieren Sie die Röschen des gewaschenen Rosenkohls, schneiden Sie die Strünke kreuzförmig ein und kochen Sie sie für 12 Minuten in Salzwasser. Hacken Sie die Petersilie und würfeln Sie die Zwiebel.

2. Braten Sie die gepfefferten und gesalzenen Steaks in erhitztem Öl für 4 Minuten je Seite an.

3. Dünsten Sie die Zwiebel und den Rosenkohl in erhitzter Butter an und mischen Sie die Brühe und die Sahne unter. Nach 3 Minuten würzen Sie mit Muskat, Pfeffer und Salz.

4. Richten Sie das Gemüse mit den Steaks an und streuen Sie die Petersilie darüber.

47. KOTELETT MIT GEBACKENEM KÜRBIS

Zutaten für 2 Portionen

- 1 EL Fenchelsaat
- 800 g Butternusskürbis
- 1 Prise Salz
- 1 Prise Pfeffer
- 4 EL Öl
- ½ Bund Schnittlauch
- 100 g Feta
- 300 g Vollmilchjoghurt
- 2 Schweinekoteletts

Nährwerte:

- Kalorien: 744 kcal
- Kohlenhydrate: 22 g
- Eiweiß: 54 g
- Fett: 46 g

Zubereitungszeit: 40 Minuten

Zubereitung

1. Stellen Sie Ihren Backofen auf 220 °C ein und heizen Sie ihn vor.
2. Zerstoßen Sie die Fenchelsaat in einem Mörser. Würfeln Sie den geschälten und entkernten Kürbis und vermischen Sie ihn mit Öl (2 EL), Pfeffer, Salz und Fenchelsaat. Verteilen Sie ihn auf einem Stück Backpapier und backen Sie ihn für 25 Minuten in der Mitte Ihres Backofens.
3. Hacken Sie den Schnittlauch und zerbröseln Sie den Feta. Vermischen Sie den Joghurt mit dem Feta und streuen Sie den Schnittlauch darüber.
4. Braten Sie die Koteletts in erhitztem Öl (2 EL) für 2 Minuten je Seite an. Legen Sie das Fleisch für 10 Minuten zum Kürbis in den Ofen.
5. Würzen Sie das Fleisch mit Pfeffer und servieren Sie es mit dem Joghurt und dem Kürbis.

48. BOHNENSALAT MIT STEAK

Zutaten für 2 Portionen

- 250 g grüne Buschbohnen
- 1 Prise Salz
- 4 Frühlingszwiebeln
- 200 g Tomaten
- 2 Stiele Bohnenkraut
- 2 EL Rotweinessig
- 1 Prise Pfeffer
- 1 Prise Zucker
- 5 EL kalt gepresstes Rapsöl
- 1 Rumpsteak
- 1 EL Öl

Nährwerte:

- Kalorien: 460 kcal
- Kohlenhydrate: 12 g
- Eiweiß: 26 g
- Fett: 34 g

Zubereitungszeit: 35 Minuten

Zubereitung

1. Kochen Sie Salzwasser auf und kochen Sie darin die geputzten Bohnen für 12 Minuten. Schrecken Sie sie anschließend unter fließendem Wasser kalt ab.

2. Schneiden Sie die geputzte Frühlingszwiebel in schräge Stücke. Würfeln Sie grob die entkernten Tomaten und hacken Sie die Bohnenkrautblättchen. Vermischen Sie Wasser (1 EL), Pfeffer, Essig, Zucker und Salz. Rühren Sie anschließend portionsweise das Rapsöl hinzu. Mischen Sie das Bohnenkraut unter. Danach vermischen Sie rund 2/3 des Dressings mit den Tomaten und den Bohnen.

3. Braten Sie das gepfefferte und gesalzene Steak für 3 Minuten je Seite in erhitztem neutralem Öl an. Wickeln Sie es danach in Alufolie und lassen Sie es für 5 Minuten ruhen.

4. Braten Sie die Frühlingszwiebel für 4 Minuten im Bratfett an und geben Sie sie danach zum Bohnensalat. Schneiden Sie das Fleisch in Scheiben, legen Sie es auf den Salat und gießen Sie die übrige Vinaigrette darüber.

49. ZUCCHINI-KABANOSSI-PFANNE

Zutaten für 2 Portionen

- 1 Zucchini
- 1 Zwiebel
- 1 Paprikaschote
- 200 g Kabanossi
- 2 EL heißes Olivenöl
- 1 Prise Salz
- etwas Olivenöl
- 1 Prise Pfeffer
- 1 EL Öl
- 2 EL Eier
- ½ TL Paprikapulver
- 2 EL Petersilie

Nährwerte:

- Kalorien: 730 kcal
- Kohlenhydrate: 7 g
- Eiweiß: 25 g
- Fett: 65 g

Zubereitungszeit: 30 Minuten

Zubereitung

1. Würfeln Sie die Zucchini, die Paprika und die Zwiebel. Schneiden Sie die Kabanossi der Länge nach durch und anschließend in breite Scheiben.

2. Braten Sie die Kabanossi in erhitztem Olivenöl (2 EL) an, nehmen Sie sie heraus und stellen Sie sie zur Seite. Anschließend braten Sie die Zwiebel und das Gemüse für 6 Minuten im Bratfett an. Fügen Sie die Kabanossi wieder hinzu und würzen Sie mit Paprikapulver, Pfeffer und Salz.

3. Braten Sie zwei Spiegeleier, würzen Sie diese ebenfalls mit Paprikapulver und Salz und richten Sie sie mit der Gemüsepfanne an. Streuen Sie gehackte Petersilie darüber und gießen Sie ein wenig Olivenöl darüber.

50. KÄSE-LAUCH-SUPPE MIT HACKFLEISCH

Zutaten für 6 Portionen

- 400 g Rinderhackfleisch
- 75 g magere Schinkenwürfel
- 1 Zwiebel
- 3 Lauchstangen
- 1 Liter Gemüsebrühe
- 1 EL Pflanzenöl zum Braten
- 200 g Schmelzkäse
- 1 Prise Muskat
- 1 Prise Pfeffer
- 200 g Crème fraîche
- 1 Prise Salz

Nährwerte:

- Kalorien: 414 kcal
- Kohlenhydrate: 6 g
- Eiweiß: 21 g
- Fett: 31 g

Zubereitungszeit: 35 Minuten

Zubereitung

1. Würfeln Sie die Zwiebel und schneiden Sie den geputzten Lauch in dünne Ringe.
2. Braten Sie die Zwiebel in erhitztem Öl an, fügen Sie die Schinkenwürfel dazu und nach ein paar Minuten das Rinderhackfleisch.
3. Mischen Sie den Lauch unter, wenn das Fleisch gar ist. Gießen Sie anschließend die Gemüsebrühe hinzu und lassen Sie alles für 20 Minuten leise kochen.
4. Mischen Sie Crème fraîche und Schmelzkäse unter und würzen Sie mit Muskat und Salz.

51. INDISCHES KICHERERBSEN-HÄHNCHEN-CURRY

Zutaten für 4 Portionen

- 1 Dose Kichererbsen
- 2 rote Paprika
- 1 Karotte
- 1 Gemüsezwiebel
- 200 g Brokkoli
- 1 Stück Ingwer
- 1 EL Öl
- 1 EL Currypulver
- 1 Dose Kokosmilch
- 500 g Hähnchenbrustfilet
- 1 Prise Salz
- 1 Prisen Pfeffer
- etwas Zitronensaft

Nährwerte:

- Kalorien: 460 kcal
- Kohlenhydrate: 21 g
- Eiweiß: 39 g
- Fett: 24 g

Zubereitungszeit: 30 Minuten

Zubereitung

1. Spülen Sie die Kichererbsen ab und lassen Sie sie abtropfen. Schneiden Sie die halbierte Paprika und die geschälte Karotte in dünne Streifen. Würfeln Sie die Zwiebel, zerteilen Sie den Brokkoli in Röschen und hacken Sie den geschälten Ingwer.

2. Dünsten Sie den Brokkoli, die Zwiebel und die Karotte in erhitztem Fett an. Fügen Sie Ingwer und Currypulver hinzu. Anschließend mischen Sie Kichererbsen, Wasser (200 ml), Kokosmilch und Paprika unter. Lassen Sie das Ganze für 10 Minuten leise kochen.

3. Würfeln Sie das abgespülte Hähnchenfleisch und mischen Sie es unter das Curry. Nach 6 Minuten würzen Sie mit Limettensaft, Pfeffer und Salz.

52. STEAK-PFANNE MIT AVOCADO

Zutaten für 2 Portionen

- 300 g kleine Tomaten
- 1 Zwiebel
- 1 Bund Petersilie
- 1 Avocado
- 2 EL Limettensaft
- 1 Rib-Eye-Steak
- 2 EL Olivenöl
- 1 Prise Salz
- 1 Prise Pfeffer

Nährwerte:

- Kalorien: 430 kcal
- Kohlenhydrate: 4 g
- Eiweiß: 27 g
- Fett: 34 g

Zubereitungszeit: 25 Minuten

Zubereitung

1. Würfeln Sie die Zwiebel und die geschälte Avocado. Hacken Sie die Petersilie und halbieren Sie die Tomate. Träufeln Sie Limettensaft über die gewürfelte Avocado und schneiden Sie das Fleisch in Streifen.

2. Braten Sie das Fleisch für 2 Minuten in erhitztem Öl an, pfeffern und salzen Sie es, nehmen Sie das Fleisch heraus und stellen Sie es zur Seite. Dünsten Sie die Tomaten und die Zwiebel im Bratfett an und mischen Sie die Avocado und das Fleisch unter. Würzen Sie nochmals kräftig. Streuen Sie die Petersilie darüber und richten Sie das Steak an.

53. GEFÜLLTE PAPRIKA MIT PUTE

Zutaten für 2 Portionen

- 150 g Putenschnitzel
- 1 Beutel fertiges Sauerkraut
- 2 Stiel Petersilie
- 4 EL fettarmer Joghurt
- 1 TL scharfer Senf
- 1 Prise Salz
- 1 Prise Pfeffer
- 1 Paprikaschote
- 2 TL Öl
- etwas Paprikapulver

Nährwerte:

- Kalorien: 190 kcal
- Kohlenhydrate: 6 g
- Eiweiß: 23 g
- Fett: 8 g

Zubereitungszeit: 25 Minuten

Zubereitung

1. Spülen Sie das Sauerkraut ab und lassen Sie es abtropfen. Hacken Sie die Petersilie und würfeln Sie das abgespülte Fleisch.
2. Vermischen Sie Senf, Pfeffer, Salz und Joghurt. Braten Sie die geputzte Paprika für 2 Minuten von allen Seiten in erhitztem Öl an, nehmen Sie sie heraus und stellen Sie sie zur Seite. Braten Sie das Fleisch an und würzen Sie es mit Paprikapulver, Pfeffer und Salz.
3. Mischen Sie das Sauerkraut hinzu. Nach 3 Minuten befüllen Sie die Paprika mit Sauerkraut, Fleisch und Senfcreme. Streuen Sie die Petersilie darüber.

54. SESAM-HÄHNCHENSCHENKEL MIT FELDSALAT

Zutaten für 2 Portionen

- 8 EL Rapsöl
- 2 EL Bio-Vielblütenhonig
- 6 EL Sojasoße
- 2 Knoblauchzehen
- 20 g Ingwer
- 1 Prise Salz
- 1 Prise Pfeffer
- 12 Hähnchenunterschenkel
- 25 g Sesamsamen
- 150 g Feldsalat
- 5 Soft-Aprikosen
- 40 g Walnusskerne
- 1 Zwiebel
- 1 EL Balsamico-Essig
- ½ TL Senf

Nährwert:

- Kalorien: 870 kcal
- Kohlenhydrate: 11 g
- Eiweiß: 60 g
- Fett: 65 g

Zubereitungszeit: 30 Minuten

Zubereitung

1. Stellen Sie Ihren Backofen auf Ober-/Unterhitze 200 °C ein und heizen Sie ihn vor.
2. Verrühren Sie die Sojasoße mit Honig und Rapsöl (2 EL). Fügen Sie den geriebenen Ingwer und den gepressten Knoblauch hinzu. Würzen Sie mit Pfeffer und Salz. Bestreichen Sie die Hähnchenschenkel damit, legen Sie sie auf Backpapier, streuen Sie den Sesam darüber und backen Sie sie für 40 Minuten.
3. Rösten Sie die Walnüsse ohne Zugabe von Fett, würfeln Sie die Aprikosen und putzen Sie den Feldsalat. Schneiden Sie die geschälte und halbierte Zwiebel der Länge nach in Streifen. Vermischen Sie Senf, Pfeffer, Rapsöl (2 EL), Salz und Balsamico (1 EL). Geben Sie die Zwiebeln, die Aprikosen, den Feldsalat und die Walnüsse in eine Schüssel und gießen Sie das Dressing darüber.
4. Richten Sie den Salat mit den Hähnchenschenkeln an.

55. KRÄUTERLAMM AUF OFENGEMÜSE

Zutaten für 2 Portionen

- 0,5 kg ausgelöste Lammkeule
- 1 Prise Salz
- 1 Prise Pfeffer
- ½ Bund Thymian
- ½ Bund Rosmarin
- ¼ Bund Salbei
- 3 Knoblauchzehen
- ½ Bio-Zitrone
- 5 EL Olivenöl
- ¼ Bund Petersilie
- ¼ Bund Minze
- 250 g Kartoffeln
- 167 g Möhren
- ½ Bund Frühlingszwiebeln
- ½ Bund Radieschen
- ¼ EL flüssiger Honig

Nährwerte:

- Kalorien: 381 kcal
- Kohlenhydrate: 35 g
- Eiweiß: 19 g
- Fett: 18 g

Zubereitungszeit: 40 Minuten

Zubereitung

1. Entfernen Sie das Fett vom gewaschenen Fleisch und schneiden Sie es waagerecht ein. Würzen Sie es rundherum mit Pfeffer und Salz.

2. Hacken Sie den Salbei, den Rosmarin und den Thymian. Reiben Sie die Schale der Zitrone ab. Pürieren Sie Knoblauch, Zitronenabrieb (die Hälfte), Pfeffer, Kräuter, Öl (3 EL) und Salz. Verstreichen Sie rund 2/3 der Paste in der Innenseite des Lamms. Rollen Sie es auf und verschließen Sie es mit Küchengarn. Verstreichen Sie die übrige Paste auf allen Seiten des Lammfleischs.

3. Schneiden Sie die geschälten Karotten in grobe Stücke, halbieren Sie die gewaschenen Kartoffeln und Radieschen und hacken Sie die Lauchzwiebeln. Vermischen Sie diese Zutaten mit Honig, Pfeffer, Olivenöl (2 EL) und Salz in einer Auflaufform, legen Sie das Fleisch darauf und backen Sie das Ganze für 1 Stunde im Ofen (Umluft: 135 °C). Anschließend nehmen Sie die Form aus dem Ofen und lassen das Fleisch für 20 Minuten ziehen.

4. Pürieren Sie die gehackte Minze mit dem übrigen Zitronenabrieb und der gehackten Petersilie.

56. LAMMRÜCKEN MIT MINZSOßE

Zutaten für 2 Portionen

- 400 g festkochende Kartoffeln
- 1 ½ EL Öl
- 400 g Lammlachse
- ½ TL grober Pfeffer
- 1 Prise Salz
- ½ Zwiebel
- ½ Knoblauchzehe
- 1 EL Zitronensaft
- 1 EL Honig
- ½ Bund frische Minze
- 1 Prise Zucker
- 25 ml Wasser
- 1 EL Weißweinessig

Nährwerte:

- Kalorien: 500 kcal
- Kohlenhydrate: 31 g
- Eiweiß: 46 g
- Fett: 17 g

Zubereitungszeit: 45 Minuten

Zubereitung

1. Heizen Sie Ihren Backofen vor (200 °C).
2. Geben Sie die geviertelten Kartoffeln auf ein Blech, streuen Sie Meersalz und Öl darüber. Backen Sie die Kartoffeln.
3. Braten Sie das mit Salz und Pfeffer gewürzte Fleisch an. Vermischen Sie den Honig mit Zitronensaft, gehacktem Knoblauch und der gehackten Zwiebel. Verstreichen Sie diese Mischung auf dem Fleisch und geben Sie es nach 25 Minuten ebenfalls in den Ofen. Senken Sie die Ofentemperatur auf 160 °C. Nach 10 Minuten nehmen Sie das Fleisch heraus und schneiden Sie es in Scheiben.
4. Hacken Sie die gewaschene Minze und vermischen Sie sie mit Essig und dem in Wasser aufgelösten Zucker. Fügen Sie etwas Salz hinzu. Richten Sie die Kartoffeln mit dem Fleisch und der Minzsoße an.

57. GRILLSPIEßE MIT RINDFLEISCH UND PAPRIKA

Zutaten für 2 Portionen

- 300 g Rinderhüftsteak
- 1 EL Sonnenblumenöl
- 1 TL Paprikagewürz
- 1 Knoblauchzehe
- 1 EL Worcestershire-Sauce
- Paprika
- ½ Gemüsezwiebel
- 1 Prise Salz Pfeffer

Nährwerte:

- Kalorien: 330 kcal
- Kohlenhydrate: 7 g
- Eiweiß: 31 g
- Fett: 19 g

Zubereitungszeit: 30 Minuten

Zubereitung

1. Verrühren Sie Sonnenblumenöl, edelsüßes Paprikapulver, Worcestershire-Sauce, scharfes Paprikapulver und den gepressten Knoblauch. Marinieren Sie darin für ein paar Stunden das abgespülte und gewürfelte Fleisch.
2. Schneiden Sie die Zwiebel in Spalten und würfeln Sie die entkernte Paprika.
3. Stecken Sie die Zutaten im Wechsel auf Spieße, die Sie anschließend für 6 Minuten rundherum grillen. Würzen Sie sie mit Meersalz und Pfeffer.

58. GEFÜLLTE HÄHNCHENBRUST VOM GRILL

Zutaten für 2 Portionen

- 50 g getrocknete Tomaten
- 100 g Mozzarella
- 80 g Rucola
- 1 EL Pinienkerne
- 1 Schalotte
- 2 EL Balsamico-Essig
- 300 g Hähnchenbruststeaks
- 3 EL Olivenöl
- 1 Prise Pfeffer
- 1 Prise Salz

Nährwerte:

- Kalorien: 568 kcal
- Kohlenhydrate: 8 g
- Eiweiß: 42 g
- Fett: 40 g

Zubereitungszeit: 30 Minuten

Zubereitung

1. Heizen Sie Ihren Grill vor.

2. Schneiden Sie den abgetropften Mozzarella in feine Scheiben und lassen Sie die Tomaten abtropfen. Schneiden Sie die Hähnchenbruststeaks in der Mitte ein und befüllen Sie sie mit Mozzarella und Tomaten. Verschließen Sie das Fleisch mit Zahnstochern.

3. Grillen Sie das Fleisch für 6 Minuten je Seite und lassen Sie es anschließend ruhen.

4. Rösten Sie die Pinienkerne ohne Zugabe von Fett, würfeln Sie die geschälte Schalotte und waschen Sie den Rucola. Vermischen Sie diese drei Zutaten und fügen Sie Balsamico, Olivenöl, Salz und Pfeffer hinzu.

5. Richten Sie die von den Zahnstochern befreiten Hähnchenbruststeaks mit dem Salat an.

59. GEGRILLTE KALBSLEBER AM SPIEß

Zutaten für 2 Portionen

- 500 g Kalbsleber
- 1 Prise Chili
- 1 Prise Fünf-Gewürze-Pulver
- 1 Prise Salz
- 1 Prise Pfeffer
- 2 EL Olivenöl
- 1 EL Sojasoße
- 20 g Mangold
- 150 g Gurke
- 100 g Radieschen
- 100 g Tomaten

Nährwerte:

- Kalorien: 338 kcal
- Kohlenhydrate: 15 g
- Eiweiß: 39 g
- Fett: 13 g

Zubereitungszeit: 30 Minuten

Zubereitung

1. Verrühren Sie das Fünf-Gewürze-Pulver mit Salz, Sojasoße, Olivenöl, Pfeffer und Chili. Reiben Sie damit die gewaschene und auf Spieße gesteckte Kalbsleber ein.
2. Braten Sie die Spieße von allen Seiten gut durch. Schneiden Sie die Radieschen und Gurken in Scheiben, waschen Sie den Mangold und halbieren Sie die Tomaten.
3. Richten Sie das Gemüse an, pfeffern und salzen Sie es und legen Sie die Kalbsleberspieße darauf.

60. ÜBERBACKENE SCHNITZEL MIT CAMEMBERT

Zutaten für 2 Portionen

- 1 dickes Putenschnitzel
- ½ Öl
- 1 Prise Salz
- 1 Prise Pfeffer
- 75 g Camembert
- ½ Birne
- ½ TL Butter
- 2 TL Wildpreiselbeeren

Nährwerte:

- Kalorien: 380 kcal
- Kohlenhydrate: 15 g
- Eiweiß: 37 g
- Fett: 18 g

Zubereitungszeit: 35 Minuten

Zubereitung

1. Heizen Sie Ihren Backofen vor (175 °C Umluft). Halbieren Sie das Schnitzel und braten Sie es für 3 Minuten je Seite in erhitztem Öl an. Würzen Sie es mit Pfeffer und Salz, nehmen Sie es aus der Pfanne und stellen Sie es zur Seite.
2. Schneiden Sie die gewaschene und entkernte Birne und den Käse in Scheiben. Dünsten Sie die Birne in erhitzter Butter an und geben Sie sie anschließend in eine Auflaufform. Legen Sie das Fleisch und den Käse darauf.
3. Backen Sie das Ganze für 7 Minuten und richten Sie das Schnitzel anschließend an. Fügen Sie die Preiselbeeren hinzu.

61. LOW CARB THAI CURRY

Zutaten für 6 Portionen

- 1 kg Hähnchenbrustfilet
- 2 Paprika
- 1 Brokkoli
- 250 g Champignons
- 150 g Möhren
- 2x Kokosnuss-Kochcrème Cuisine
- 400 ml Sojadrink light
- 1 TL rotes Thai Curry-Gewürz
- 4 TL Instant-Hühnerbrühe
- 1 EL Öl
- 1 Prise Pfeffer
- 1 Prise Salz

Nährwerte:

- Kalorien: 356 kcal
- Kohlenhydrate: 11 g
- Eiweiß: 39 g
- Fett: 14 g

Zubereitungszeit: 25 Minuten

Zubereitung

1. Schneiden Sie die geschälten Karotten in feine Streifen. Das übrige gewaschene Gemüse würfeln Sie.
2. Würzen Sie das gewürfelte Fleisch mit Salz und Pfeffer und braten Sie es in erhitztem Öl an. Geben Sie Hühnerbrühe (4 TL), Sojamilch und Kokosmilch dazu und würzen Sie mit Thai Curry-Gewürz (rot). Mischen Sie die Karotten unter und nach 5 Minuten das übrige Gemüse. Sobald das Gemüse gar ist, richten Sie das Curry an.

62. ROASTBEEF MIT OLIVEN-VINAIGRETTE

Zutaten für 2 Portionen

- 250 g gegartes Roastbeef
- 10 g getrocknete Tomaten
- 50 g schwarze Oliven
- 2 Stiele Basilikum
- 1 EL kleine Kapern
- 4 Anchovisfilets
- 2 EL Aceto balsamico
- 1 Prise Meersalz
- 1 Prise Pfeffer
- 1 Prise Zucker
- 6 EL Olivenöl

Nährwert:

- Kalorien: 498 kcal
- Kohlenhydrate: 1 g
- Eiweiß: 55 g
- Fett: 30 g

Zubereitungszeit: 30 Minuten

Zubereitung

1. Schneiden Sie das Fleisch in hauchdünne Scheiben und richten Sie es auf Tellern (2) an. Lassen Sie die Anchovis und die Kapern abtropfen. Übergießen Sie die Tomaten mit kochend heißem Wasser, häuten Sie sie anschließend und schneiden Sie sie in dünne Streifen. Hacken Sie das Basilikum und die Oliven.

2. Vermischen Sie Pfeffer, etwas Zucker, Salz und Aceto balsamico. Rühren Sie Olivenöl und Wasser (2 EL) hinzu. Danach vermischen Sie das Dressing mit Basilikum, Kapern, Oliven und Tomaten. Gießen Sie diese Mischung über das Fleisch, legen Sie Anchovis dazu und richten Sie das Roastbeef an.

63. RINDER-SATÉ MIT ERDNUSS-KOKOS-SOßE

Zutaten für 3 Portionen

- 100 g cremige Kokosmilch
- 2 EL Sojasoße
- 2 EL Erdnussmus
- 10 g frischer Ingwer
- 2 TL fein abgeriebene Bio-Limettenschale
- 1 EL Limettensaft
- 1 Prise Cayennepfeffer
- 400 g Hüftsteak
- 3 EL Sojasoße

Nährwerte:

- Kalorien: 138 kcal
- Kohlenhydrate: 1 g
- Eiweiß: 12 g
- Fett: 9 g

Zubereitungszeit: 30 Minuten

Zubereitung

1. Weichen Sie die Holzspieße für eine halbe Stunde in warmem Wasser ein. Vermischen Sie Erdnussmus, Sojasoße und Kokosmilch. Fügen Sie gehackten Ingwer, Limettensaft und Limettenabrieb hinzu. Würzen Sie mit Cayennepfeffer.

2. Schneiden Sie das Fleisch in breite Streifen (8) und stecken Sie diese auf die Spieße. Grillen Sie die Fleischspieße für 6 Minuten. Streichen Sie die Spieße währenddessen mit Sojasoße ein (3 EL). Richten Sie die Spieße mit der Soße an.

64. WOK MIT GEMÜSE UND PUTE

Zutaten für 2 Portionen

- 100 g Sojasprossen
- 150 g Möhren
- ½ Bund Lauchzwiebeln
- ½ Stück Ingwer
- ½ Knoblauchzehe
- 75 g Shiitake Pilze
- 250 g Putenschnitzel
- 2 EL ÖL
- 1 Prise Salz
- 1 Prise Pfeffer
- 40 g gesalzene geröstete Erdnusskerne
- 3 ½ EL Sojasoße

Nährwert:

- Kalorien: 450 kcal
- Kohlenhydrate: 15 g
- Eiweiß: 43 g
- Fett: 23 g

Zubereitungszeit: 35 Minuten

Zubereitung

1. Hacken Sie den Knoblauch und den Ingwer. Würfeln Sie die Lauchzwiebeln und die Karotten. Lassen Sie die abgespülten Sprossen abtropfen. Entfernen Sie die Stiele von den geputzten Pilzen.

2. Braten Sie das in Streifen geschnittene Fleisch in erhitztem Öl (2 EL) im Wok. Pfeffern und salzen Sie es, nehmen Sie es heraus und stellen Sie es zur Seite. Braten Sie dann das Gemüse für 6 Minuten in erhitztem Öl (2 EL) an. Mischen Sie die Nüsse, die Sprossen und das Fleisch unter. Fügen Sie Wasser (3 EL) und Sojasoße hinzu.

GERICHTE MIT FISCHVARIATIONEN UND MEERESTIEREN

65. LOW CARB-ZANDERFILET MIT PAPRIKA

Zutaten für 2 Portionen

- 300 g Zanderfilet
- 1 Paprika
- 3 Zwiebeln
- 1 Knoblauchzehe
- 200 ml Gemüsebrühe
- 200 ml Alpro Kochcreme
- 1 Zitrone
- 1 EL Petersilie
- 2 EL Paprikapulver
- 1 EL Olivenöl zum Braten
- 1 Prise Pfeffer
- 1 Prise Salz

Nährwerte:

- Kalorien: 329 kcal
- Kohlenhydrate: 17 g
- Eiweiß: 31 g
- Fett: 13 g

Zubereitungszeit: 30 Minuten

Zubereitung

1. Waschen Sie die Zitrone, reiben Sie die Schale ab und pressen Sie eine Hälfte aus. Würzen Sie den gewürfelten Fisch mit Salz und Pfeffer.

2. Würfeln Sie den Knoblauch und die Zwiebeln und dünsten Sie beides für 5 Minuten in erhitztem Olivenöl (1 EL) an. Würfeln Sie die entkernte Paprika. Fügen Sie sie der Pfanne hinzu, würzen Sie mit Paprikapulver und rühren Sie die Sojasahne und die Gemüsebrühe unter.

3. Nach 5 Minuten geben Sie den Fisch dazu und lassen ihn für 8 Minuten auf niedriger Stufe leise kochen. Mischen Sie die gehackte Petersilie und etwas Zitronensaft (1 EL) unter. Würzen Sie nochmals mit Salz und Pfeffer und richten Sie das Filet an.

66. LOW CARB-THUNFISCHAUFSTRICH

Zutaten für 8 Portionen

- 1 Dose Thunfisch im eigenen Saft
- 100 g griechischer Joghurt
- 50 g Miracle Whip Balance
- 10 g Zwiebeln
- 1 Ei, hart gekocht
- 5 g Senf
- 10 g Tomatenketchup
- 2-3 Spritzer Worcestershire Sauce
- 1 TL Paprikapulver
- 1 EL frische Petersilie
- 1 Prise Pfeffer
- 1 Prise Salz

Nährwerte:

- Kalorien: 52 kcal
- Kohlenhydrate: 1,6 g
- Eiweiß: 5,5 g
- Fett: 2,6 g

Zubereitungszeit: 30 Minuten

Zubereitung

1. Kochen Sie das Ei für rund 10 Minuten, schrecken Sie es ab und lassen Sie es auskühlen.
2. Vermischen die gehackte Zwiebel mit den übrigen Zutaten und rühren Sie das mithilfe einer Gabel zerdrückte Ei unter. Würzen Sie mit Salz und Pfeffer.
3. Richten Sie den Aufstrich mit einem leckeren Low Carb-Brot an.

67. LOW CARB-PIZZA THUNFISCH-ZWIEBELN

Zutaten für 1 Pizza

- 1 Pizzateig
- 55 g Tomatensoße
- ½ Dose Thunfisch (im eigenen Saft)
- 15 g Zwiebeln
- 65 g Streukäse
- 2 TL italienische Kräuter

Nährwerte:

- Kalorien: 470 kcal
- Kohlenhydrate: 12 g
- Eiweiß: 56 g
- Fett: 19 g

Zubereitungszeit: 45 Minuten

Zubereitung

1. Stellen Sie Ihren Backofen auf Ober-/Unterhitze (220 °C) ein und heizen Sie ihn vor.
2. Legen Sie den Pizzateig auf ein Backpapier, stechen Sie den Teig mehrmals mithilfe einer Gabel auf jeder Seite ein. Backen Sie den Teig rund 8 Minuten.
3. Würfeln Sie die Zwiebel und lassen Sie den Thunfisch abtropfen.
4. Verteilen Sie die Tomatensoße auf dem Teig, streuen Sie Käse (20 g) darüber und belegen Sie den Teig mit Zwiebeln und Thunfisch. Verteilen Sie darauf den übrigen Käse.
5. Backen Sie die Pizza rund 12 Minuten und würzen Sie sie danach mit Pfeffer, Salz und italienischen Kräutern.

68. LOW CARB-ZUCCHINI-NUDELN MIT LACHS

Zutaten für 2 Portionen

- 2 Zucchini
- 2 große Möhren
- 400 g Tomaten
- 100 g Rucola
- 250 g Lachsfilet
- 100 ml Weißwein
- 1 Knoblauchzehe
- 8 EL Wasser
- 10 g Pflanzencreme zum Braten
- etwas Tomatengewürz
- etwas Pfeffer
- etwas Salz

Nährwerte:

- Kalorien: 450 kcal
- Kohlenhydrate: 20 g
- Eiweiß: 31 g
- Fett: 22 g

Zubereitungszeit: 30 Minuten

Zubereitung

1. Schneiden Sie die geschälten Karotten und die Zucchini mithilfe eines Spiralschneiders in lange, dünne Streifen. Halbieren Sie die Cherry-Tomaten.
2. Braten Sie die Tomaten in einer mit Pflanzencreme erhitzten Pfanne, fügen Sie den gepressten Knoblauch hinzu und würzen Sie mit Pfeffer, Salz und Tomatengewürz.
3. Gießen Sie den Weißwein und Wasser (8 EL) dazu. Mischen Sie den gewürfelten Lachs unter und lassen sie alles rund 10 Minuten auf niedriger Stufe leise kochen. Geben Sie dann den gewaschenen Rucola dazu.
4. Braten Sie in einer weiteren mit Pflanzencreme erhitzten Pfanne das Gemüse an.
5. Richten Sie die Gemüsenudeln mit der Soße an.

70. LOW CARB-KOHLRABI-LASAGNE MIT LACHS UND SPINAT

Zutaten für 2 Portionen	Nährwerte:
• 2 große Kohlrabi • 250 g Tiefkühl-Lachsfilets • 300 g Tiefkühl-Spinat ohne Rahm • 1 Zwiebel • 1 TL Johannisbrotkernmehl • 125 ml Soja-Kochcrème • 100 g Emmentaler • etwas Pfeffer • etwas Salz • etwas Muskat	• Kalorien: 565 kcal • Kohlenhydrate: 19 g • Eiweiß: 52 g • Fett: 29 g

Zubereitungszeit: 30 Minuten

Zubereitung

1. Kochen Sie die geschälte und in feine Scheiben geschnittene Kohlrabi rund 10 Minuten in salzigem Wasser. Würfeln Sie die Zwiebel.

2. Tauen Sie den Spinat mit Muskat, Salz, Pfeffer und Sojasahne auf niedriger Stufe auf. Fügen Sie dann die Zwiebel und Emmentaler (25 g) hinzu. Ist der Käse geschmolzen, rühren Sie etwas Johannisbrotkernmehl zum Binden hinein.

3. Würfeln Sie die angetauten Lachsfilets und pfeffern und salzen Sie sie. Heizen Sie Ihren Backofen vor (Umluft: 180 °C).

4. Bedecken Sie den Boden einer Auflaufform mit einer dünnen Schicht Spinatsoße, verteilen Sie darauf Kohlrabi, anschließend wieder etwas Spinatsoße und eine Schicht Lachs. Wiederholen Sie diese Reihenfolge, bis die Zutaten verarbeitet sind. Die letzte Schicht bildet Kohlrabi. Streuen Sie den übrigen Käse darüber und backen Sie die Lasagne für eine halbe Stunde.

71. LOW CARB-SCHÜTTELPIZZA THUNFISCH-ZWIEBELN

Für 1 große Pizza bzw. 2 Portionen

- 150 g körniger Frischkäse
- 2 Eier
- 15 g Mandelmehl
- 1 Dose Thunfisch im eigenen Saft
- 2 Zwiebeln
- 100 g Pizzakäse
- 2 TL italienische Kräuter
- etwas Pfeffer
- etwas Salz

Nährwerte:

- Kalorien: 440 kcal
- Kohlenhydrate: 5 g
- Eiweiß: 50 g
- Fett: 23 g

Zubereitungszeit: 35 Minuten

Zubereitung

1. Stellen Sie Ihren Backofen auf Ober-/Unterhitze (220 °C) ein und heizen Sie ihn vor.
2. Verrühren Sie die Eier mit Mandelmehl und körnigem Frischkäse. Würfeln Sie die Zwiebeln und lassen Sie den Thunfisch abtropfen. Beide Zutaten mischen Sie unter den Teig.
3. Würzen Sie mit Pfeffer, Salz und italienischen Kräutern, decken Sie die Schüssel ab und schütteln Sie alles kräftig durch. Sie können natürlich auch den Teig einfach gründlich durchrühren.
4. Verteilen Sie den Teig auf einem Backpapier und backen Sie die Schüttelpizza zwischen 20 und 30 Minuten.

72. LOW CARB-GARNELEN MIT GRILLGEMÜSE

Zutaten für 2 Portionen

- 500 g King Prawns
- 1 Zehe Knoblauch
- 1 EL Olivenöl zum Braten
- 1 Zucchini
- 2 Paprika
- 1 Zwiebel
- 200 g Tomaten
- 2 Zweige Rosmarin
- 2 EL Öl
- 1 Prise Pfeffer
- 1 Prise Salz

Nährwerte:

- Kalorien: 528 kcal
- Kohlenhydrate: 19 g
- Eiweiß: 51 g
- Fett: 25 g

Zubereitungszeit: 35 Minuten

Zubereitung

1. Würfeln Sie bis auf die Cocktailtomaten das Gemüse und verteilen Sie es in einer Alu-Schale für den Grill. Würzen Sie mit Rosmarinnadeln, Salz und Pfeffer und träufeln Sie Öl (2 EL) darüber. Mischen Sie das Ganze gründlich durch und grillen Sie das Gemüse rund 20 Minuten im vorgeheizten Gasgrill (180 °C). Mischen Sie das Gemüse zwischendurch immer wieder durch.

2. Würzen Sie die Garnelen mit gepresstem Knoblauch, Salz und Pfeffer und braten Sie sie in erhitztem Olivenöl an.

73. WILDLACHS MIT SPINATSALAT

Zutaten für 2 Portionen

- 300 g Wildlachs
- 2 TL Tandoori-Paste
- 220 ml Gemüsebrühe
- 100 g Kichererbsen
- 10 g geriebener Ingwer
- 1 Knoblauchzehe
- 2 TL Kreuzkümmel
- 2 TL Zitronensaft
- 1 Prise Salz
- 1 Prise Pfeffer
- 200 g junger Spinat
- 6 Stiele Minze
- 60 g Granatapfelkerne
- 2 TL Essig
- 2 TL Rapsöl

Nährwerte:

- Kalorien: 360 kcal
- Kohlenhydrate: 18 g
- Eiweiß: 41 g
- Fett: 13 g

Zubereitungszeit: 30 Minuten

Zubereitung

1. Vermischen Sie etwas Brühe (1 EL) mit der Tandoori-Paste und reiben Sie damit den Lachs ein. Decken Sie ihn mit Frischhaltefolie ab und backen Sie ihn rund 15 Minuten in Ihrem vorgeheizten Ofen (100 °C).

2. Pürieren Sie die Kichererbsen mit Ingwer, Kümmel, Knoblauch, Pfeffer, Salz, Zitronensaft und der übrigen Brühe.

3. Vermischen Sie Öl, Granatapfelkerne, Essig, Minzblätter und Spinat.

4. Richten Sie den Salat mit dem Lachs und den pürierten Kichererbsen an.

74. ASIA-ROTKOHLSALAT MIT TERIYAKI-LACHS

Zutaten für 2 Portionen

- ½ Rotkohl
- 2 Lauchzwiebeln
- ½ Paprika
- ½ Mango
- 1 Limette
- 1 rote Chilischote
- 125 ml Ananassaft
- 2 EL geröstetes Sesamöl
- 1 Prise Salz
- 1 Prise Pfeffer
- ½ Bund Koriander
- 300 g Lachsfilet
- 1 EL Rapsöl
- 3 EL Teriyaki-Soße

Nährwerte:

- Kalorien: 520 kcal
- Kohlenhydrate: 26 g
- Eiweiß: 35 g
- Fett: 26 g

Zubereitungszeit: 35 Minuten

Zubereitung:

1. Schneiden Sie die Lauchzwiebeln in dünne Ringe, die Paprika und den Rotkohl in dünne Streifen und würfeln Sie das Fruchtfleisch der geschälten Mango. Geben Sie diese Zutaten in eine Schüssel.
2. Vermischen Sie Sesamöl, Ananassaft, Saft der ausgepressten Limette und gehackte Chili. Würzen Sie mit Pfeffer und Salz und gießen Sie das Dressing über den Salat.
3. Braten Sie den Lachs für 2 Minuten je Seite in erhitztem Öl. Fügen Sie dann die Teriyaki-Soße hinzu.
4. Richten Sie den Lachs mit dem Salat an und streuen Sie gehackten Koriander darüber.

75. LACHS MIT PETERSILIENPÜREE

Zutaten für 2 Portionen

- 300 g Petersilienwurzeln
- 1 Bund glatte Petersilie
- 1 Schalotte
- 1 Knoblauchzehe
- 3 EL Rapsöl
- 1 Prise Salz
- 1 Prise Pfeffer
- 2 ½ EL Zitronensaft
- 50 g Frischkäse
- 300 g Lachsfilet mit Haut

Nährwerte:

- Kalorien: 539 kcal
- Kohlenhydrate: 11 g
- Eiweiß: 36 g
- Fett: 39 g

Zubereitungszeit: 40 Minuten

Zubereitung

1. Hacken Sie den Knoblauch, die Schalotte und die Petersilie. Würfeln Sie die geschälten Petersilienwurzeln.
2. Dünsten Sie den Knoblauch, die Schalotte und die Petersilienwurzeln für 2 Minuten in erhitztem Öl (2 EL). Würzen Sie mit Pfeffer und Salz und gießen Sie Wasser (150 ml) hinzu.
3. Nach 10 Minuten mischen Sie eine Hälfte der Petersilie, Frischkäse und Zitronensaft unter, pürieren alles und würzen mit Pfeffer und Salz.
4. Braten Sie den gesalzenen Fisch in dem übrigen erhitzten Öl an. Beginnen Sie mit der hautfreien Seite für 3 Minuten und anschließend braten Sie die Hautseite für 4 Minuten.
5. Richten Sie den Fisch mit dem Püree an und streuen Sie die übrige Petersilie darüber.

76. ROTBARSCH MIT SCHARFER MANGO-SALSA

Zutaten für 2 Portionen

- ½ Mango
- 1 Paprikaschote
- ½ Chilischote
- 1 Tomaten
- 1 Zwiebeln
- 1 EL Olivenöl
- 1 EL Limettensaft
- 1 Prise Salz
- 1 Prise Pfeffer
- 350 g Rotbarschfilet
- 1 EL Mehl
- etwas Öl zum Braten

Nährwerte:

- Kalorien: 282 kcal
- Kohlenhydrate: 21 g
- Eiweiß: 34 g
- Fett: 7 g

Zubereitungszeit: 30 Minuten

Zubereitung

1. Hacken Sie die Zwiebel, die entkernte Chili, die entkernte Paprika und die entkernten Tomaten. Würfeln Sie das Fruchtfleisch der geschälten Mango.
2. Verrühren Sie diese Zutaten mit Limettensaft, Pfeffer, Salz und Öl (1 EL) und stellen Sie das Ganze für eine halbe Stunde in Ihren Kühlschrank.
3. Schneiden Sie den abgespülten Fisch in vier Stücke, bestäuben Sie die Stücke etwas mit Mehl und braten Sie den Fisch in erhitztem Öl (1 EL). Würzen Sie ihn mit Pfeffer und Salz und richten Sie ihn mit der Salsa an.

77. FISCHFRIKADELLEN

Zutaten für 2 Portionen

- 1 Frühlingszwiebel
- 6 Stiele Koriandergrün
- 300 g frisches Seelachsfilet
- 1 Prise Salz
- 1 Prise Cayennepfeffer
- 200 g Möhren
- 20 g frischer Ingwer
- 1 TL abgeriebene Limettenschale
- 1 EL Limettensaft
- 1 TL Honig
- 4 EL Öl

Nährwerte:

- Kalorien: 370 kcal
- Kohlenhydrate: 9 g
- Eiweiß: 30 g
- Fett: 23 g

Zubereitungszeit: 30 Minuten

Zubereitung

1. Würfeln Sie die Frühlingszwiebel, hacken Sie die Korianderblätter und den Fisch. Hacken Sie den Fisch so klein wie möglich. Vermischen Sie ihn anschließend mit dem Koriander, den Zwiebeln, Cayennepfeffer und Salz und stellen Sie ihn für 20 Minuten in den Kühlschrank.

2. Reiben Sie den Ingwer und schneiden Sie die Karotten zunächst in 3 Stücke. Danach schneiden Sie die Stücke in feine Scheiben und anschließend in Streifen. Vermischen Sie den Ingwer mit Limettensaft, Salz, Limettenabrieb, Öl (2 EL) und Honig und verrühren Sie diese Mischung mit den Karotten.

3. Stellen Sie aus dem Fischteig Frikadellen her (4 Stück) und braten Sie sie für 4 Minuten je Seite in erhitztem Öl (2 EL) an.

4. Richten Sie die Fischfrikadellen mit dem Salat an und streuen Sie etwas Koriander darüber.

78. KABELJAU AUF SPITZKOHL

Zutaten für 2 Portionen

- 50 g Tomaten, getrocknet in Öl
- 1 TL Fenchelsaat
- 1 Zwiebel
- 1 Knoblauchzehe
- 350 g Spitzkohl
- 4 EL Öl
- 1 Prise Salz
- 1 Prise Pfeffer
- 2 Stück Kabeljaufilets, ohne Haut
- 1 EL Butter
- 50 g Kapernäpfel

Nährwerte:

- Kalorien: 550 kcal
- Kohlenhydrate: 11 g
- Eiweiß: 50 g
- Fett: 34 g

Zubereitungszeit: 30 Minuten

Zubereitung

1. Zerstoßen Sie die Fenchelsaat mithilfe eines Mörsers und würfeln Sie die abgetropften Tomaten. Schneiden Sie den geputzten Spitzkohl in breit und den Knoblauch und die Zwiebel in feine Streifen.
2. Braten Sie den Spitzkohl, den Knoblauch und die Zwiebel in erhitztem Öl (3 EL) an. Mischen Sie Pfeffer, Salz und Fenchelsaat unter. Gießen Sie etwas Wasser (5 EL) hinzu und lassen Sie alles für 8 Minuten abgedeckt köcheln. Anschließend mischen Sie die Tomaten hinein.
3. Erhitzen Sie Öl (1 EL) und Butter und braten Sie darin den gepfefferten und gesalzenen Fisch für 7 Minuten je Seite. Fügen Sie kurz die abgetropften und halbierten Kapernäpfel hinzu.
4. Richten Sie den Fisch mit Kapern und Spitzkohl an.

79. MANDELFISCH

Zutaten für 2 Portionen

- 20 g Mandelblättchen
- 20 g Semmelbrösel
- 2 Stück Seelachsfilets
- 1 Prise Salz
- 1 Prise Pfeffer
- 2 TL mittelscharfer Senf
- 3 EL Öl

Nährwerte:

- Kalorien: 397 kcal
- Kohlenhydrate: 8 g
- Eiweiß: 34 g
- Fett: 24 g

Zubereitungszeit: 30 Minuten

Zubereitung

1. Vermischen Sie die Semmelbrösel mit den etwas zerstoßenen Mandelblättchen.
2. Pfeffern und salzen sie den Fisch und verteilen Sie etwas Senf auf den Oberflächen der Fischfilets. Anschließend drücken Sie die Senfseite in die Semmelbrösel.
3. Braten Sie den Fisch für 3 Minuten je Seite in erhitztem Öl.

80. RADICCHIO-AVOCADO-SALAT MIT KABELJAUFILET

Zutaten für 2 Portionen

- 200 g Möhren
- 1 Kopf Radicchio
- 1 Avocado
- 1 EL Limettensaft
- ½ TL Koriandersaat
- ½ TL Chiliflocken
- 2 EL Röstzwiebeln
- 2 Kabeljaufilets (ca. 150 g)
- 2 EL Weißweinessig
- 1 TL Honig
- 1 Prisen Salz
- 1 Prise Pfeffer
- 2 EL Öl
- ½ Bio-Limette

Nährwerte:

- Kalorien: 490 kcal
- Kohlenhydrate: 17 g
- Eiweiß: 29 g
- Fett: 33 g

Zubereitungszeit: 35 Minuten

Zubereitung

1. Zerrupfen Sie den gewaschenen Radicchio in Stückchen und schneiden Sie die Karotten mithilfe eines Sparschälers in lange, feine Scheiben. Schneiden Sie das Fruchtfleisch der geschälten Avocado in Spalten und träufeln Sie etwas Limettensaft (1 EL) darüber.
2. Zerstoßen Sie die Röstzwiebeln, Chiliflocken und Koriandersaat mithilfe eines Mörsers. Wälzen Sie darin die mit Öl bestrichenen Fischfilets und legen Sie sie auf ein Backblech. Geben Sie noch etwas Öl (jeweils 1 TL) darüber und backen Sie sie für 12 Minuten in Ihrem vorgeheizten Ofen (200 °C).
3. Vermischen Sie die übrigen Zutaten zu einer Vinaigrette und gießen Sie diese über das Gemüse in einer Schüssel.
4. Richten Sie den Fisch mit dem Salat und der in Spalten geschnittenen Limette an.

81. AVOCADO-SALAT MIT GARNELEN

Zutaten für 2 Portionen

- 200 g gegarte Garnelen
- 1 Avocados
- 1 EL Zitronensaft
- 100 g Tomaten
- ¼ Kopfsalat
- 1 Schalotten
- 2 EL heller Balsamico-Essig
- ½ TL Honig
- 1 Prise Salz
- 1 Prise Pfeffer
- 1 Prise Zucker
- 3 EL Öl

Nährwerte:

- Kalorien: 500 kcal
- Kohlenhydrate: 8 g
- Eiweiß: 22 g
- Fett: 43 g

Zubereitungszeit: 30 Minuten

Zubereitung

1. Vermischen Sie das in Scheiben geschnittene Fruchtfleisch der geschälten Avocado mit Zitronensaft. Spülen Sie die Garnelen ab und halbieren Sie die gewaschenen Tomaten.
2. Zupfen Sie den gewaschenen Salat in Stücke und würfeln Sie die geschälte Schalotte.
3. Verrühren Sie Honig, Pfeffer, Essig, Öl (5 EL) und Salz und mischen Sie die Schalotte unter.
4. Braten Sie die Garnelen 2 Minuten je Seite in erhitztem Ol an und würzen Sie sie mit Pfeffer und Salz.
5. Mischen Sie Kirschen, Vinaigrette, Salat und Garnelen unter die Avocado und richten Sie die Garnelen an.

82. GEGRILLTE FORELLEN

Zutaten für 2 Portionen

- 0,5 Zweige Rosmarin
- 0,5 Bio-Orange
- 2 Forellen
- 0,5 rote Zwiebel
- etwas Salz
- 20 g Butter
- 2 Fischgrillzangen

Nährwerte:

- Kalorien: 248 kcal
- Kohlenhydrate: 3 g
- Eiweiß: 31 g
- Fett: 13 g

Zubereitungszeit: 35 Minuten

Zubereitung

1. Schneiden Sie die gewaschene Orange in Scheiben. Halbieren Sie die etwas größeren Scheiben. Waschen Sie den Rosmarin und schneiden Sie die Zwiebel in feine Ringe.
2. Waschen Sie die Fische und salzen Sie sie außen und innen. Verteilen Sie im Bauch der Fische Zwiebeln, Rosmarin und Orangenscheiben. Verschließen Sie die Fische mit Fischzangen.
3. Grillen Sie die Fische für 10 Minuten je Seite bei geringer Hitze.
4. Richten Sie die Fische mit Butterstückchen belegt an.

83. NORDSEE-KRABBENSALAT

Zutaten für 2 Portionen

- 600 g Krabbe
- 100 g Zwiebel
- 100 g Gewürzgurke
- 1 Stk. Zitrone
- 5 EL Sonnenblumenöl
- 2 EL Dill
- etwas Salz
- etwas Pfeffer

Nährwerte:

- Kalorien: 334 kcal
- Kohlenhydrate: 7 g
- Eiweiß: 29 g
- Fett: 21 g

Zubereitungszeit: 30 Minuten

Zubereitung

1. Waschen Sie die Krabben und lassen Sie sie gründlich abtropfen.
2. Pressen Sie die Zitrone aus. Würfeln Sie die Gewürzgurken und die Zwiebel.
3. Vermischen Sie Gewürzgurkensud (2 EL), Pfeffer, Zitronensaft (2 EL), Pfeffer und Sonnenblumenöl und mischen Sie den gehackten Dill unter.
4. Gießen Sie das Dressing über die Krabben.

84. GEGRILLTES LACHSFILET MIT DILL

Zutaten für 2 Portionen

- 2 Lachsfilets
- 1 Bund frischer Dill
- 1 EL Olivenöl
- etwas Balsamico-Essig
- etwas brauner Zucker
- etwas Salz
- etwas Pfeffer

Nährwerte:

- Kalorien: 231 kcal
- Kohlenhydrate: 2 g
- Eiweiß: 27 g
- Fett: 12 g

Zubereitungszeit: 30 Minuten

Zubereitung

1. Streuen Sie ein wenig braunen Zucker über die Fischfilets.
2. Vermischen Sie Balsamico, Olivenöl, Pfeffer, Salz und gehackten Dill und verteilen Sie das Ganze auf den Fischfilets.
3. Braten Sie den Fisch für 4 Minuten je Seite.

85. LACHS-BURGER

Zutaten für 2 Portionen	Nährwerte:

- 2 Roggen-Brötchen
- 250 g Lachsfilet
- ½ Knoblauchzehe
- 50 g Zwiebel
- ½ Ei
- Salz
- Pfeffer
- ¼ EL Petersilie
- ¼ EL Dill
- ½ EL Rapsöl, kalt gepresst
- etwas Dill
- ½ Zitrone

Nährwerte:

- Kalorien: 203 kcal
- Kohlenhydrate: 3 g
- Eiweiß: 30 g
- Fett: 8 g

Zubereitungszeit: 35 Minuten

Zubereitung

1. Backen Sie die Brötchen gemäß der Packungsangabe, lassen Sie sie auskühlen und schneiden Sie sie auf.
2. Würfeln Sie den Fisch in feine Stückchen und hacken Sie die Zwiebeln und den Knoblauch. Vermischen Sie diese Zutaten mit Salz, gehackten Kräutern, Pfeffer und Ei. Stellen Sie daraus Burger her.
3. Braten Sie die Fisch-Burger für 4 Minuten je Seite in erhitztem Öl.
4. Richten Sie die Fisch-Burger mit den Brötchen an.

86. LACHS AUF TERIYAKI-GURKEN-AVOCADO-SALAT

Zutaten für 2 Portionen

- 1 Salatgurke
- 1 Avocado
- 1 EL Limettensaft
- 2 Lachsfilet
- 1–2 EL heller Sesam
- 3 EL Olivenöl
- 3 EL Sojasoße
- 1 EL Honig
- 3 Stiele Koriander

Nährwerte:

- Kalorien: 640 kcal
- Kohlenhydrate: 12 g
- Eiweiß: 22 g
- Fett: 54 g

Zubereitungszeit: 40 Minuten

Zubereitung

1. Halbieren Sie die gewaschene und entkernte Gurke der Länge nach und schneiden Sie sie anschließend in Scheiben. Das Fruchtfleisch der geschälten Avocado schneiden Sie ebenfalls in dünne Scheiben und träufeln Limettensaft darüber.
2. Rösten Sie den Sesam. Braten Sie den Lachs für 8 Minuten in erhitztem Öl (2 EL), würzen Sie ihn mit Salz und zerteilen Sie ihn in grobe Stückchen. Vermischen Sie den Honig mit Wasser (2 EL), Öl (1 EL) und Sojasoße. Gießen Sie das Dressing über die Avocado, die Gurke und die Korianderblättchen.
3. Richten Sie den Salat mit Sesam und Lachs an.

VEGETARISCHE GERICHTE

87. GESCHMORTE AUBERGINENRÖLLCHEN

Zutaten für 3 Portionen

- 2 Zwiebeln
- 1 Knoblauchzehe
- 2 EL Olivenöl
- 2 TL Tomatenmark
- 400 g stückige Tomaten
- 150 g passierte Tomaten
- 150 ml Gemüsebrühe
- 1 Prise Salz
- 1 Prise Pfeffer
- 1 Prise Zucker
- 2 Stiele Rosmarin
- 1 Aubergine,
- 150 g Schafskäse
- 25 g italienischer Hartkäse

Nährwerte:

- Kalorien: 302 kcal
- Kohlenhydrate: 10 g
- Eiweiß: 13 g
- Fett: 21 g

Zubereitungszeit: 30 Minuten

Zubereitung

1. Dünsten Sie den gewürfelten Knoblauch und die gewürfelten Zwiebeln in erhitztem Olivenöl an. Mischen Sie die stückigen Tomaten, die Gemüsebrühe, die passierten Tomaten und das Tomatenmark unter. Würzen Sie mit Rosmarin, etwas Zucker, Pfeffer und Salz. Lassen Sie die Soße rund 20 Minuten köcheln.

2. Schneiden Sie die Endstücke der Aubergine ab und würfeln Sie diese. Geben Sie die Würfel in die Tomatensoße.

3. Die restliche Aubergine schneiden Sie in Scheiben (6) und geben sie für 3 Minuten in kochendes, salziges Wasser. Schrecken sie das Gemüse ab und würzen Sie es mit Pfeffer und Salz. Schneiden Sie den Schafskäse in 6 Streifen, verteilen Sie diese auf den Gemüsescheiben und rollen Sie sie auf.

4. Befüllen Sie eine Auflaufform mit der Tomatensoße, legen Sie die Gemüseröllchen darauf (die Nahtseite zeigt nach unten) und streuen Sie geriebenen Parmesan darüber.

5. Backen Sie die Auberginenröllchen für 15 Minuten bei 200 °C.

88. SELLERIESCHNITZEL MIT PILZ-TOMATEN-SUGO

Zutaten für 2 Portionen	Nährwerte:

- 1 Knoblauchzehe
- 1 Zwiebel
- 6 EL Olivenöl
- 1 Dose Tomaten
- 1 Prise Salz
- 1 Prise Pfeffer
- 1 Prise Zucker
- 1 Sellerieknolle
- 4 Eier
- 60 g Parmesan
- 250 g Pilze
- 40 g gemahlene Mandeln

Nährwerte:

- Kalorien: 740 kcal
- Kohlenhydrate: 22 g
- Eiweiß: 30 g
- Fett: 57 g

Zubereitungszeit: 35 Minuten

Zubereitung

1. Dünsten Sie die gewürfelte Zwiebel und den gewürfelten Knoblauch in Olivenöl (1 EL). Fügen Sie die mithilfe einer Gabel zerdrückten Tomaten, etwas Zucker, Wasser (200 ml), Pfeffer und Salz hinzu. Lassen Sie die Soße für 15 Minuten köcheln.

2. Schneiden Sie die geschälte Sellerieknolle in etwas dickere Scheiben und kochen Sie sie für 8 Minuten in salzigem Wasser. Schrecken Sie sie anschließend kalt ab.

3. Pürieren Sie den Parmesan mit den Eiern.

4. Dünsten Sie die in grobe Stücke geschnittenen Pilze für 4 Minuten in Olivenöl an. Würzen Sie mit Pfeffer und Salz und mischen Sie sie unter die Tomatensoße.

5. Würzen Sie den Sellerie mit Pfeffer und Salz, wälzen Sie die Scheiben in Mandelmehl und danach in der Eimischung. Braten Sie die Sellerieschnitzel für 4 Minuten je Seite an.

6. Servieren Sie sie mit der Tomatensoße.

89. FALSCHER BRATREIS

Zutaten für 2 Portionen

- 500 g Blumenkohlröschen
- 3 EL Öl
- 100 g Champignons
- 250 g Möhren
- 3 Frühlingszwiebeln
- 1 Prise Salz
- 1 Prise Pfeffer
- 3 Eier
- 3 EL Milch
- ½ TL Sambal Oelek

Nährwerte:

- Kalorien: 400 kcal
- Kohlenhydrate: 17 g
- Eiweiß: 20 g
- Fett: 25 g

Zubereitungszeit: 20 Minuten

Zubereitung

1. Hacken Sie den geputzten Blumenkohl in feine Stückchen und vermischen Sie ihn anschließend mit Öl (2 EL). Raspeln Sie die Karotten, schneiden Sie die Frühlingszwiebeln in feine Ringe und schneiden Sie die geputzten Champignons in feine Scheiben.
2. Braten Sie den Blumenkohl für 3 Minuten unter ständigem Rühren an. Fügen Sie den hellen Teil der Frühlingszwiebeln, Öl (1 EL), Champignons und Karotten hinzu. Nach weiteren 2 Minuten Garzeit unter ständigem Rühren würzen Sie mit Pfeffer und Salz.
3. Vermischen Sie ein wenig Salz mit Sambal Oelek, Milch und Eier. Schieben Sie das Gemüse an den Rand und gießen Sie die Eiermischung in die Pfanne. Lassen Sie das Ei stocken, vermischen Sie es mit dem Gemüse und richten Sie den Bratreis an.
4. Streuen Sie den grünen Teil der Frühlingszwiebel darüber.

90. ÜBERBACKENE ZUCCHINI

Zutaten für 2 Portionen

- 1 Dose stückige Tomaten
- 1 Knoblauchzehe
- etwas Salz
- etwas Pfeffer
- etwas Zucker
- ½ Kugel Büffelmozzarella
- 3 Zucchini
- 4 EL Öl
- 1 TL getrocknete italienische Kräuter
- 20 g geriebener italienischer Hartkäse
- 2 Stiele Basilikum

Nährwerte:

- Kalorien: 266 kcal
- Kohlenhydrate: 8 g
- Eiweiß: 11 g
- Fett: 20 g

Zubereitungszeit: 20 Minuten

Zubereitung

1. Kochen Sie die Tomaten mit dem gepressten Knoblauch auf. Würzen Sie mit etwas Zucker, Pfeffer und Salz und lassen Sie die Soße rund 15 Minuten abgedeckt kochen.
2. Halbieren Sie die geputzte Zucchini und schneiden Sie sie in Scheiben. Braten Sie die Zucchini an und salzen Sie das Gemüse.
3. Würzen Sie die Tomatensoße mit italienischen Kräutern und gießen Sie sie in eine Auflaufform. Schichten Sie die Zucchinischeiben darauf, streuen Sie den Käse darüber und anschließend den abgetropften und in Stückchen gezupften Mozzarella.
4. Backen Sie das Ganze für 20 Minuten in Ihrem vorgeheizten Backofen bei 200 °C. Streuen Sie zum Schluss das Basilikum darüber.

91. BLUMENKOHLCREMESUPPE

Zutaten für 2 Portionen

- 1 Zwiebel
- 1 Blumenkohl
- 100 g Kartoffeln
- 1 TL Butter
- 750 ml Gemüsebrühe
- 100 ml Schlagsahne
- 1 TL Butter
- 1 TL Olivenöl
- etwas Salz
- etwas Pfeffer
- ½ Bund Schnittlauch
- ½ TL abgeriebene Zitronenschale
- 1 Spritzer Zitronensaft

Nährwerte:

- Kalorien: 310 kcal
- Kohlenhydrate: 14 g
- Eiweiß: 8 g
- Fett: 24 g

Zubereitungszeit: 20 bis 30 Minuten

Zubereitung

1. Brechen Sie vom geputzten Blumenkohl Röschen (200 g) ab und stellen Sie diese zur Seite. Den restlichen Blumenkohl würfeln Sie und die übrigen Röschen hacken Sie.
2. Würfeln Sie die Zwiebel und die Kartoffeln.
3. Dünsten Sie die Zwiebeln in Butter (1TL) an, fügen Sie den gewürfelten Blumenkohl hinzu und gießen Sie anschließend Schlagsahne und Gemüsebrühe dazu. Lassen Sie alles rund 20 Minuten abgedeckt köcheln.
4. Schneiden Sie die übrigen Blumenkohlröschen in Scheiben, die Sie in Olivenöl (1 TL) und Butter (1 TL) braten. Würzen Sie mit Pfeffer und Salz.
5. Würzen Sie die Suppe mit etwas Zitronensaft und Zitronenabrieb (½ TL) und pürieren Sie die Suppe.
6. Richten Sie die Suppe mit gehacktem Schnittlauch und den Blumenkohlröschen an.

92. GEFÜLLTE TOMATEN

Zutaten für 2 Portionen

- 4 große Tomaten
- 1 TL Basilikum-Pesto aus dem Glas
- 4 Eier

Nährwerte:

- Kalorien: 280 kcal
- Kohlenhydrate: 8 g
- Eiweiß: 17 g
- Fett: 19 g

Zubereitungszeit: 30 Minuten

Zubereitung

1. Schneiden Sie den oberen Teil der Tomaten ab und entkernen Sie sie vorsichtig mit einem Teelöffel. Backen Sie die Tomaten und die abgeschnittenen Deckel für 3 Minuten in Ihrem vorgeheizten Backofen (200 °C).

2. Würzen Sie das Innere der Tomaten mit Pfeffer und Salz und verteilen Sie darin Basilikum-Pesto (jeweils 1 TL). Geben Sie nun in jede Tomate ein aufgeschlagenes Ei und backen Sie die Tomaten nochmals für 20 Minuten. Sobald die Eier gar sind, richten Sie die Tomaten mit den Deckeln an.

93. GEBACKENER SCHAFSKÄSE

Zutaten für 2 Portionen

- 2 Zwiebeln
- 4 Tomaten
- 1 Prise Salz
- 1 Prise Pfeffer
- 250 g Schafskäse, aus der Salzlake
- 4 EL Olivenöl
- 3 Stiele glatte Petersilie

Nährwerte:

- Kalorien: 510 kcal
- Kohlenhydrate: 6 g
- Eiweiß: 23 g
- Fett: 43 g

Zubereitungszeit: 30 Minuten

Zubereitung

1. Schneiden Sie die Tomaten in Scheiben und die Zwiebeln in dünne Ringe. Schichten Sie die beiden Zutaten im Wechsel in Portionsförmchen (2 Stück). Würzen Sie mit Pfeffer und Salz und verteilen Sie den Schafskäse darauf. Geben Sie etwas Olivenöl dazu.
2. Backen Sie die Portionsförmchen für 20 Minuten im vorgeheizten Backofen (220 °C). Streuen Sie gehackte Petersilie darüber und richten Sie den Schafskäse an.

94. ERBSEN-FRITTATA

Zutaten für 2 Portionen	Nährwerte:

- 250 g Lauch
- 6 Eier
- 1 Prise Salz
- 1 Prise Pfeffer
- 50 g geriebener Bergkäse
- 2 EL gehackte Petersilie
- 4 EL Öl
- 200 g TK-Erbsen

Nährwerte:

- Kalorien: 328 kcal
- Kohlenhydrate: 8 g
- Eiweiß: 19 g
- Fett: 24 g

Zubereitungszeit: 30 Minuten

Zubereitung

1. Schneiden Sie den geputzten Lauch der Länge nach durch und anschließend in Ringe. Verquirlen Sie die Eier mit Pfeffer, Salz, gehackter Petersilie und Käse.

2. Dünsten Sie den Lauch in erhitztem Öl (1 EL) an und fügen Sie die Erbsen hinzu. Nach 4 Minuten würzen Sie mit Pfeffer und Salz. Streichen Sie eine Auflaufform mit Öl (3 EL) aus.

3. Befüllen Sie die Auflaufform mit dem Gemüse, gießen Sie die verquirlten Eier darüber und backen Sie das Ganze für 15 Minuten in Ihrem vorgeheizten Backofen (220 °C).

95. BUNTE CHINAKOHLPFANNE

Zutaten für 2 Portionen

- 1 rote Paprikaschote
- 75 g Zuckerschoten
- 150 g Champignons
- 150 g Chinakohl
- 20 g Ingwer,
- 1 Knoblauchzehe
- 1 rote Chilischote
- 3 EL Öl
- 2 EL Cashewkerne, 2 EL Sojasoße
- 1 EL geröstetes Sesamöl
- 3 EL süßsaure Chilisauce
- ½ Bund Koriandergrün

Nährwerte:

- Kalorien: 370 kcal
- Kohlenhydrate: 16 g
- Eiweiß: 7 g
- Fett: 31 g

Zubereitungszeit: 30 Minuten

Zubereitung

1. Würfeln Sie die Paprika, hacken Sie den Knoblauch und den Ingwer, halbieren Sie die geputzten Zuckerschoten und die geputzten Pilze. Würfeln Sie die entkernte Chilischote und rösten Sie die Cashews an.
2. Dünsten Sie Chilischote, Knoblauch und Ingwer an. Fügen Sie die Pilze und die Paprika hinzu und nach 4 Minuten den Chinakohl und die Zuckerschoten.
3. Würzen Sie mit Chilisoße, Sesamöl und Sojasoße, streuen Sie den gehackten Koriander und die gehackten Cashews darüber und richten Sie die Pfanne an.

96. GEMÜSENUDELN MIT ERDNUSSSOẞE

Zutaten für 2 Portionen

- 5g Ingwerwurzel
- 1 Schalotte
- 2 EL Öl
- 200 ml Kokosmilch
- 1 EL Erdnussbutter
- 3 TL Sojasoße
- etwas Chiliflocken
- 2 EL Limettensaft
- 300 g Möhren
- 2 Zucchini
- 1 Bund Koriandergrün
- 2 EL Erdnusskerne, geröstet und gesalzen

Nährwerte:

- Kalorien: 538 kcal
- Kohlenhydrate: 20 g
- Eiweiß: 14 g
- Fett: 41 g

Zubereitungszeit: 30 Minuten

Zubereitung

1. Würfeln Sie die Schalotte und hacken Sie den Ingwer. Dünsten Sie diese Zutaten in erhitztem Öl (1 EL) an. Mischen Sie die Kokosmilch unter und danach die Erdnusscreme. Fügen Sie Limettensaft, Chiliflocken und Sojasoße hinzu und pürieren Sie alles.
2. Hacken Sie die Erdnusskerne und den Koriander. Schneiden Sie die Zucchini und die geschälten Karotten mithilfe eines Spiralschneiders zu langen Spiralen.
3. Dünsten Sie die Gemüsespiralen in erhitztem Öl (1 EL), salzen Sie es und lassen Sie es abgedeckt für 2 Minuten dünsten.
4. Richten Sie das Gemüse mit den Erdnüssen, dem Koriander und der Erdnusssoße an.

97. VEGETARISCHE SELLERIE-FRITTATA

Zutaten für 2 Portionen

- 600 g Knollensellerie
- etwas Salz
- 25 g ital. Hartkäse
- 6 Eier
- 50 ml Schlagsahne
- etwas Pfeffer
- 2 Stiele Salbei
- 1 EL Olivenöl
- 1 TL Butter

Nährwerte:

- Kalorien: 459 kcal
- Kohlenhydrate: 8 g
- Eiweiß: 29 g
- Fett: 36 g

Zubereitungszeit: 30 Minuten

Zubereitung

1. Schneiden Sie den geschälten Sellerie in Spalten (8 Stück) und kochen Sie ihn für 5 Minuten in salzigem Wasser. Schrecken Sie ihn kalt ab.
2. Verquirlen Sie die Eier mit geriebenem Käse (20 g), Sahne, Pfeffer und Salz.
3. Braten Sie den Sellerie in erhitztem Olivenöl an, fügen Sie den gezupften Salbei hinzu und nach wenigen Minuten nehmen Sie den Salbei wieder heraus.
4. Lassen Sie die Eiermischung in erhitzter Butter stocken, legen Sie den Salbei darauf und stellen Sie das Ganze für 15 Minuten in den Ofen (200 °C, vorgeheizt).
5. Richten Sie das Ei mit den Selleriespalten an und streuen Sie den übrigen Käse darüber.

98. GEBACKENE SÜßKARTOFFEL MIT FETA

Zutaten für 2 Portionen

- 2 mittlere Süßkartoffeln
- 200 g Quark
- 50 g Joghurt
- 2 EL Zitrone, frisch gepresst
- 100 g Gurke
- 5g Ingwer
- 1 Knoblauchzehe
- 100 g Feta
- 1 Frühlingszwiebel
- 10 g Kresse
- 5 Radieschen roh
- 2 EL Olivenöl
- 1 Prise Salz
- 1 Prise Pfeffer

Nährwerte:

- Kalorien: 563 kcal
- Kohlenhydrate: 38 g
- Eiweiß: 21 g
- Fett: 35 g

Zubereitungszeit: 30 Minuten

Zubereitung

1. Streichen Sie die gewaschenen und abgetrockneten Süßkartoffeln mit Öl ein. Backen Sie sie auf Backpapier für 1 Stunde im Ofen bei Ober-/Unterhitze 200 °C.
2. Vermischen Sie Zitronensaft, gepressten Knoblauch, Joghurt und Quark. Mischen Sie die geschälte und geriebene Gurke, die in Ringe geschnittene Frühlingszwiebel und den geriebenen Ingwer hinzu. Würzen Sie mit Pfeffer und Salz.
3. Schneiden Sie die Radieschen in feine Scheibchen, spülen Sie die Sprossen ab und zerbröseln Sie den Feta.
4. Schneiden Sie die Süßkartoffeln längs durch und richten Sie sie mit dem Quark, den Radieschen, der Kresse und dem Feta an.

99. GEBACKENER KÜRBIS MIT INGWER-KRÄUTER-KNOBLAUCH-MARINADE

Zutaten für 2 Portionen

- 300 g Hokkaido-Kürbis
- 2 Knoblauchzehen
- 8 Stängel Thymian
- 1 Stängel Rosmarin
- 10 g geriebener Ingwer
- ½ Zitrone, frisch gepresst
- 1 Prise Salz
- 1 Prise Pfeffer
- 1 EL Balsamicoessig
- 2 Zwiebeln
- 6 EL Olivenöl

Nährwerte:

- Kalorien: 405 kcal
- Kohlenhydrate: 27 g
- Eiweiß: 4 g
- Fett: 29 g

Zubereitungszeit: 30 Minuten

Zubereitung

1. Den Kürbis bitte halbieren und anschließend in 1 cm dicke Scheiben schneiden.
2. Danach können Sie die Zwiebel pellen und in Viertel schneiden.
3. Den Knoblauch abpellen und in eine Schüssel drücken. Den Ingwer schälen in die gleiche Schüssel reiben.
4. Thymian und Rosmarin bitte waschen und zerkleinern und in eine separate Schüssel geben. Nun bitte Öl, Essig und den Zitronensaft mit zu den Gewürzen geben.
5. Jetzt den Backofen auf 180 Grad Umluft vorheizen.
6. Die Kürbisscheiben in die Marinade aus Kräutern und Öl geben und ordentlich damit einreiben. Den Kürbis auf das Backblech geben und mit den Zwiebeln bedecken. Noch Pfeffer und Salz, den Ingwer und den Knoblauch hinzugeben und 20 Minuten backen.

100. KICHERERBSEN SALAT MIT HALLOUMI

Zutaten für 2 Portionen

- 200 g Kichererbsen
- 200 g Halloumi
- 1 Schalotte
- ½ Frühlingszwiebel
- 30 g Radieschen
- 50 g Tomate
- 50 g Gurke
- 20 g Zuckermais Konserve, abgetropft
- 4 Stängel Petersilie
- 4 EL Olivenöl
- 1 Prise Salz
- 1 Prise Pfeffer

Nährwerte:

- Kalorien: 662 kcal
- Kohlenhydrate: 20 g
- Eiweiß: 29 g
- Fett: 46 g

Zubereitungszeit: 40 Minuten

Zubereitung

1. Die Dose mit den Kichererbsen öffnen und in ein Sieb geben. Danach abtropfen lassen.
2. Eine Pfanne erhitzen und den Halloumi bitte ordentlich von beiden Seiten braten. Danach mit Salz und Pfeffer würzen.
3. In dieser Zeit können Sie die Radieschen in dünne Scheiben schneiden und die Tomaten waschen und in Stücke teilen.
4. Die Paprika entkernen und in Stücke teilen. Anschließend die Gurke vorsichtig in Würfel schneiden.
5. Die Schalotte pellen und in Ringe teilen. Frühlingszwiebel ebenfalls in Ringe schneiden.
6. Nun noch die Petersilie fein hacken und den Mais aus der Dose abtropfen lassen.
7. Nun alle frischen Zutaten in einer Schüssel vereinen. Öl, Salz und Pfeffer hinzugeben und mit dem Käse servieren.

101. TOFU-BROKKOLI-PFANNE

Zutaten für 2 Portionen

- 400 g Brokkoli
- 200 ml Kokosmilch
- 200 g Tofu
- 50 ml Wasser
- 1 Bund Frühlingszwiebeln
- 40 ml Gemüsebrühe
- 40 g gehackte Erdnüsse
- 1 EL Erdnussmus
- 3 EL Sesamöl
- 2 Knoblauchzehen
- ½ TL Currypaste
- etwas Sojasoße

Nährwerte:

- Kalorien: 560 kcal
- Kohlenhydrate: 11 g
- Eiweiß: 32 g
- Fett: 40 g

Zubereitungszeit: 40 Minuten

Zubereitung

1. Nehmen Sie sich eine Pfanne und geben Sie die Currypaste in die Pfanne und rösten Sie diese ohne Öl ein paar Minuten.
2. Nun füllen Sie die Paste mit Wasser, Kokosmilch und dem Erdnussmus auf. Den Pfanneninhalt aufkochen und ein paar Minuten vor sich hin köcheln lassen.
3. Den Tofu klein schneiden und in einer weiteren Pfanne mit Öl braten.
4. Die Brokkoliröschen abtrennen und die Frühlingszwiebeln in Ringe schneiden. Beides mit zum Tofu geben und mitbraten. Nach ein paar Minuten bitte mit Gemüsebrühe ablöschen.
5. Nun beide Pfanneninhalte zusammenfügen und aufkochen lassen. Den Knoblauch klein schneiden und mit hinzugeben. Danach bitte servieren und mit Erdnüssen garnieren.

102. LOW CARB-BLUMENKOHLREIS

Zutaten für 2 Portionen

- 400 Blumenkohl
- 10 g Pflanzencreme zum Braten
- 1 Prise Salz

Nährwerte:

- Kalorien: 90 kcal
- Kohlenhydrate: 4 g
- Eiweiß: 4 g
- Fett: 4 g

Zubereitungszeit: 10 Minuten

Zubereitung

1. Den Blumenkohl bitte waschen und vom Strunk entfernen. Danach den Blumenkohl mit der Reibe fein reiben.
2. Nun die Pflanzencreme in der Pfanne erhitzen und den Blumenkohl darin braten. Nach 5 Minuten würzen und servieren.

103. LOW CARB-GEMÜSE-AUFLAUF

Zutaten für 3 Portionen

- 1 Aubergine
- 3 große Tomaten
- 200 g Champignons
- 1 Paprika
- 10 g frisches Basilikum
- 1 EL Olivenöl
- 2 Eier
- 125 ml Gemüsebrühe
- 350 ml Sojacreme
- 1 Prise Pfeffer
- 1 Prise Salz
- 50 g Gratinkäse
- 1 EL italienische Kräuter

Nährwerte:

- Kalorien: 280 kcal
- Kohlenhydrate: 13 g
- Eiweiß: 16 g
- Fett: 15 g

Zubereitungszeit: 45 Minuten

Zubereitung

1. Den Ofen bitte auf 180 Grad Umluft einstellen.
2. Die Aubergine waschen und in Scheiben schneiden, um sie anschließend in einer Pfanne mit Öl anzubraten.
3. Danach die Tomaten in Scheiben schneiden. Nun die Pilze putzen, klein schneiden und in einer Pfanne braten.
4. Nun das Gemüse in eine Auflaufform geben und mit Käse bestreuen. Mit Salz und Pfeffer würzen und mit Sojacreme auffüllen. Danach 25 Minuten backen.

104. SHAKSHUKA MIT FETA

Zutaten für 2 Portionen	Nährwerte:

- ½ Paprikaschote
- ½ Zucchini
- 100 g Aubergine
- ½ Zwiebel
- 1 Knoblauchzehen
- Chilischoten
- 1 EL Olivenöl
- 1 EL Tomatenmark
- 1 Prise Salz
- 1 Prise Pfeffer
- ½ TL gemahlener Kreuzkümmel
- 850 g stückige Tomaten
- TL flüssiger Honig
- Eier
- 50 g Feta
- 1 Stiele Petersilie

- Kalorien: 270 kcal
- Kohlenhydrate: 18 g
- Eiweiß: 14 g
- Fett: 16 g

Zubereitungszeit: 60 Minuten

Zubereitung

1. Die Paprika, Zucchini und Aubergine bitte waschen und anschließend alles putzen und in kleine Würfel schneiden.
2. Die Zwiebel pellen und fein würfeln. Den Knoblauch pellen und fein hacken. Entkernen Sie die Chilischoten und schneiden Sie diese klein.
3. Mit Öl in der Pfanne die Zwiebel, Knoblauch und Chili 1–2 Minuten dünsten.
4. Danach bitte direkt Paprika, Zucchini und Aubergine hinzugeben und alles ca. 3 Minuten braten.
5. Jetzt das Tomatenmark einrühren und mit Salz, Pfeffer und 1 TL Kreuzkümmel abschmecken.
6. Anschließend mit Tomaten ablöschen und den Honig einrühren.
7. Alles zusammen aufkochen und bei geringer Hitze 10–12 Minuten köcheln.
8. Die Eier vorsichtig in die Pfanne gleiten lassen und nicht rühren bis diese gestockt sind.
9. Nun noch den Feta-Würfel und die Petersilie hacken. Danach alles anrichten und garnieren.

105. LOW CARB-KOHLRABI-GRATIN

Zutaten für 2 Portionen

- 2 Kohlrabi
- 125 ml Sojadrink
- 60 g Pizzakäse
- 1 TL Rosmarin
- 1 Prise Pfeffer
- 1 Prise Salz
- 1 Prise Muskat
- 1 Knoblauchzehe
- 125 ml Sojacreme

Nährwert:

- Kalorien: 237 kcal
- Kohlenhydrate: 13 g
- Eiweiß: 15 g
- Fette: 12 g

Zubereitungszeit: 30 Minuten

Zubereitung

1. Heizen Sie den Ofen auf 200 Grad bei Umlufteinstellung an. Danach den Kohlrabi schälen und in Scheiben schneiden.
2. Die Milch und Sojacreme in einen Topf geben und sowohl Salz, Pfeffer, Muskat, Rosmarin sowie Kohlrabischeiben mit hinzugeben. Den Knoblauch pellen und in den Topf pressen. Danach die Mischung aufkochen lassen. Den Topfinhalt 15 Minuten kochen lassen.
3. Den Kohlrabi und die Soße in eine Auflaufform geben und mit Käse bestreuen. Danach 15 Minuten backen lassen.

106. "MEXIKO"-BOHNEN MIT SPIEGELEIERN

Zutaten für 2 Portionen

- ½ Zwiebel
- 1 Knoblauchzehe
- 1½ EL Öl
- ½ EL Tomatenmark
- ½ Dose stückige Tomaten
- ½ Dose Mais-Kidneybohnen-Paprika-Mischung
- 1 Prise Salz
- 1 Prise Chilipulver
- 2 Stiele Petersilie
- 2 Eier
- 40 g geriebener Gouda

Nährwerte:

- Kalorien: 360 kcal
- Kohlenhydrate: 13 g
- Eiweiß: 17 g
- Fett: 26 g

Zubereitungszeit: 30 Minuten

Zubereitung

1. Im ersten Arbeitsschritt bitte die Zwiebel und Knoblauch pellen und beides in Würfel schneiden. Nun Öl in die Pfanne geben und beides andünsten. Danach das Tomatenmark unterrühren und anschwitzen. Jetzt bitte 200 ml Wasser, Tomaten und abgetropften Maismix mit in die Pfanne geben. Alles 5 Minuten köcheln lassen und würzen.
2. In einer weiteren Pfanne mit Öl die Eier braten und mit dem Mix anrichten.

SUPPEN-GERICHTE

107. CREMIGE ZUCCHINISUPPE

Zutaten für 6 Portionen

- ½ Zwiebel
- 1 Knoblauchzehe
- ½ Bund Petersilie
- 2 EL Sonnenblumenöl
- 250 g Zucchini
- 40 g Suppengrün
- 50 ml Weißwein
- 250 ml Gemüsebrühe
- 50 g Kräuterfrischkäse
- 1 TL Salz
- 1 Prise Pfeffer
- 1 Prise Zucker

Nährwerte:

- Kalorien: 213 kcal
- Kohlenhydrate: 9 g
- Eiweiß: 5 g
- Fett: 16 g

Zubereitungszeit: 30 Minuten

Zubereitung

1. Die Zucchini können Sie waschen und grob in Würfel schneiden. Zwiebel und Knoblauch pellen und klein schneiden. Danach die Petersilie waschen und klein schneiden.
2. Nun Öl in einem großen Topf erwärmen und die Zwiebeln und den Knoblauch darin dünsten.
3. Danach die Zucchini hinzufügen und kurze Zeit mitbraten.
4. Danach das Suppengrün schälen und klein schneiden oder TK-Ware nehmen. Auch das in den Topf geben und mit Weißwein ablöschen.
5. Die Brühe hinzugeben, aufkochen lassen und 10 Minuten köcheln lassen.
6. Salz und Pfeffer hinzugeben und Frischkäse unterheben und alles pürieren.

108. MÖHRENCREMESUPPE MIT GARNELEN

Zutaten für 4 Portionen

- 500 g Möhren
- 2 Zwiebeln
- 1 Knoblauchzehe
- 20 g Ingwerknolle
- EL Nativ-Olivenöl
- 900 ml Gemüsebrühe
- 2 Stiele Koriander
- 1 rote Chilischote
- 2 Lauchzwiebeln
- 50 g Schlagsahne
- 1 Prise Salz
- 1 Prise Pfeffer
- 200 g tiefgefrorene Garnelen

Nährwerte:

- Kalorien: 220 kcal
- Kohlenhydrate: 10 g
- Eiweiß: 10 g
- Fett: 15 g

Zubereitungszeit: 40 Minuten

Zubereitung

1. Geben Sie die Garnelen in ein Sieb und lassen Sie diese auftauen.
2. In dieser Zeit können Sie die Möhren schälen und in Würfel teilen.
3. Zwiebeln und Knoblauch bitte pellen und in Würfel schneiden.
4. Nun den Ingwer schälen und in Scheiben schneiden.
5. Danach 2 EL Öl in einer Pfanne erhitzen und die Zwiebeln, Ingwer und Knoblauch andünsten. Danach die Möhrenwürfel hinzugeben und 8 Minuten dünsten. Anschließend mit Brühe ablöschen und 20 Minuten kochen lassen.
6. Jetzt den Koriander waschen und zerkleinern.
7. Danach die Chilischote waschen und in Ringe schneiden. Die Lauchzwiebeln ebenfalls in Ringe schneiden. Jetzt die Garnelen abspülen und trocknen. Die Garnelen in Öl braten und mit Salz und Pfeffer würzen.
8. Nun die Suppe aus der anderen Pfanne pürieren und mit den Garnelen anrichten.

109. PILZ-SOLJANKA

Zutaten für 4 Portionen

- 800 ml Wasser
- 1 Lorbeerblatt
- Zwiebeln
- 3 Salzgurken
- 2 EL Rapsöl
- EL Tomatenmark
- 10 Oliven
- 1 TL Kapern
- 1 Prise Salz
- 1 Prise Pfeffer
- 3 Stiele Dill
- 4 EL saure Sahne
- 250 g Pilze

Nährwerte:

- Kalorien: 112 kcal
- Kohlenhydrate: 3 g
- Eiweiß: 4 g
- Fett: 9 g

Zubereitungszeit: 30 Minuten

Zubereitung

1. Waschen Sie die Pilze und schneiden Sie diese in Würfel.
2. Das Wasser in einem Topf zum Kochen bringen.
3. Die Pilze hinzugeben und mit einem Lorbeerblatt versehen.
4. Nun die Zwiebeln schälen und sehr fein schneiden.
5. Die Salzgurken abtropfen lassen und in feine Würfel schneiden.
6. Öl in einer Pfanne erhitzen und die Zwiebeln danach darin braten. Anschließend die Salzgurken und Tomatenmark hinzugeben und mitdünsten. Den Pfanneninhalt mit in den Topf geben und Oliven und Kapern hinzufügen.
7. Den Dill zerkleinern und mit hinzugeben und alles pürieren.

110. GEMÜSE-FISCH-EINTOPF

Zutaten für 4 Portionen

- Möhren
- Kartoffeln
- 4 EL Öl
- 500 ml Gemüsebrühe
- 1 Dose gehackte Tomaten
- 4 Seelachsfilets
- 1 Prise Salz
- 1 Prise Pfeffer
- 1 Zitrone
- etwas Schnittlauch
- 3 Stangen Lauch

Nährwerte:

- Kalorien: 551 kcal
- Kohlenhydrate: 52 g
- Eiweiß: 40 g
- Fett. 17 g

Zubereitungszeit: 30 Minuten

Zubereitung

1. Lauch, Möhren und Kartoffeln putzen und schälen und in Würfel oder Scheiben schneiden.
2. Das Öl in der Pfanne erhitzen und die geschnittenen Zutaten andünsten. Nun mit der Gemüsebrühe ablöschen. Lassen Sie das bitte 10 Minuten kochen.
3. Den Fisch bitte waschen und klein schneiden. Ihn anschließend mit in den Topf geben und 10 bis 15 Minuten bei geringer Hitze ziehen lassen. Danach mit Salz und Pfeffer sowie Schnittlauch abschmecken.

111. TOMATENSUPPE MIT HACK

Zutaten für 4 Portionen

- 1 Zwiebel
- 1 Knoblauchzehe
- 1 EL Öl
- 250 g Rinderhackfleisch
- etwas Salz
- etwas Pfeffer
- ½ TL Zimt
- 2 EL Tomatenmark
- 1 Dose Tomaten
- 1 TL Instant-Gemüsebrühe
- einige Stiele Petersilie
- 1-2 EL heller Balsamico-Essig
- 1 Prise Zucker
- 100 g Schlagsahne

Nährwerte:

- Kalorien: 290 kcal
- Kohlenhydrate: 8 g
- Eiweiß: 18 g
- Fett: 20 g

Zubereitungszeit: 30 Minuten

Zubereitung

1. Schälen Sie die Zwiebel und den Knoblauch und schneiden Sie beide Zutaten klein. Danach Öl in einem Topf erwärmen und das Hackfleisch darin krümelig braten.
2. Danach das Hackfleisch mit Salz, Pfeffer und Zimt abschmecken und aus dem Topf nehmen. Im selben Topf Zwiebel und Knoblauch andünsten. Geben Sie das Tomatenmark hinzu und schwitzen sie dieses an.
3. Im nächsten Arbeitsschritt die Tomaten hinzugeben und 250 ml Wasser aufgießen. Aufkochen lassen und die Gemüsebrühe einrühren.
4. Nun den Topf schließen und 15 Minuten köcheln lassen. Danach die Suppe pürieren und mit Salz, Pfeffer und Essig abschmecken. Erst dann das Hackfleisch hinzugeben und servieren.

112. BLUMENKOHLCURRYSUPPE MIT LACHS

Zutaten für 4 Portionen

- 1 Blumenkohl
- 1 Zwiebel
- 300 g Lachsfilet
- 1 EL Mandelblättchen
- 2 EL Öl
- 1 Prise Salz
- 1 Prise Pfeffer
- 1 Prise Currypulver
- 1 Prise Kreuzkümmel
- 1 Prise Zucker
- 1 EL Gemüsebrühe (instant)
- 150 g Vollmilchjoghurt
- 1 E Speisestärke
- 1 Bio-Limette
- 4 TL Mango-Chutney

Nährwerte:

- Kalorien: 330 kcal
- Kohlenhydrate: 11 g
- Eiweiß: 22 g
- Fett: 20 g

Zubereitungszeit: 30 Minuten

Zubereitung

1. Putzen Sie den Blumenkohl und trennen Sie die Röschen vom Strunk.
2. Die Zwiebel schälen Sie und würfeln sie anschließend.
3. Den Fisch bitte ebenfalls in Würfel schneiden.
4. Nun können Sie die Mandelblättchen im großen Topf ohne Zugabe von Öl anrösten und danach wieder herausnehmen.
5. Bitte etwas Öl in dem Topf erhitzen und den Fisch anbraten. Danach mit Salz und Pfeffer würzen und herausnehmen. Die Zwiebel in das Bratenfett geben und mit Curry und Kreuzkümmel anschwitzen.
6. Geben Sie nun 1 1/4 l Wasser in den Topf und füllen Sie den Blumenkohl hinzu. Die Suppe aufkochen lassen und die Brühe einrühren. Danach 18 Minuten köcheln lassen.
7. Nun die Suppe pürieren. Danach Limettensaft hinzugeben und mit Joghurt und Speisestärke auffüllen. Alles gut mischen und nochmals abschmecken.

113. KOKOS-SHRIMPS-SUPPE

Zutaten für 4 Portionen

- 800 ml cremige Kokosmilch
- 100 g Schlagsahne
- 100 ml Gemüsebrühe
- 2-3 TL Thaicurrypulver
- EL Chili-Chicken-Soße
- 100 g gegarte Shrimps
- 2 EL Wasabi-Nüsse
- etwas Salz
- etwas Pfeffer
- 2 EL Limettensaft
- etwas Kokoschips
- etwas Shiso-Kresse

Nährwerte:

- Kalorien: 430 kcal
- Kohlenhydrate: 9 g
- Eiweiß: 13 g
- Fett: 37 g

Zubereitung

- Nehmen Sie einen Topf zur Hand und füllen Sie dort Kokosmilch, Sahne, Brühe, Thaicurrypulver und Chicken-Soße ein. Danach auf den Herd stellen und bei geringer Wärmezufuhr 5 Minuten köcheln lassen.

- Während der Kochzeit die Shrimps kalt abspülen und abtropfen lassen. Danach die Nüsse fein hacken.

- Die Shrimps zur Suppe hinzufügen und nochmals kurz aufkochen lassen. Mit Salz, Pfeffer und Limettensaft würzen. Nun abfüllen und mit den Chips, der Kresse und den Nüssen garnieren.

114. INGWER-ZITRONENSUPPE MIT HUHN

Zutaten für 4 Portionen

- 350 g Brokkoli
- etwas Salz
- 100 g Champignons
- 200 g Hähnchenfilet
- 10 g Ingwerwurzel
- 1-2 kleine rote Chilischoten
- 2 Lauchzwiebeln
- 500 ml Gemüsebrühe
- 1 Dose Kokosmilch
- 1-2 EL Sojasoße
- Saft von 1/2 Zitrone
- ¼ Topf Koriander
- etwas Chili-Öl

Nährwerte:

- Kalorien: 230 kcal
- Kohlenhydrate: 6 g
- Eiweiß: 15 g
- Fett: 15 g

Zubereitungszeit: 30 Minuten

Zubereitung

1. Den Brokkoli vom Strunk trennen und die Röschen in Salzwasser gar kochen. Die Pilze reinigen und klein schneiden. Anschließend den Brokkoli rausnehmen.
2. Das Hähnchen können Sie waschen, trocken tupfen und danach bitte in dünne Streifen schneiden.
3. Den Ingwer schälen und fein hacken. Die Chilischoten vorsichtig entkernen und klein schneiden.
4. Nun noch die Lauchzwiebel waschen und in dünne Ringe schneiden.
5. Danach die Brühe, Kokosmilch, Ingwer und Chili in den Topf geben und aufkochen lassen. Die Suppe bitte 20 Minuten kochen lassen. Mit Salz, Sojasoße und Zitronensaft gut abschmecken. Nun können Sie das Hähnchen, Pilze, Brokkoli und Lauchzwiebeln hinzugeben in den Topf geben und 3 bis 5 Minuten kochen lassen.
6. Jetzt noch den Koriander putzen und klein schneiden und zur Suppe hinzufügen.

115. FEINE ZWIEBELCREMESUPPE

Zutaten für 4 Portionen

- 600 g Gemüsezwiebeln
- 2 EL Öl
- etwas Salz
- etwas Pfeffer
- 1 EL Zucker
- 1 leicht gehäufter TL Mehl
- 200 ml trockener Weißwein
- 150 g Schlagsahne
- 2 TL Gemüsebrühe
- 2 Tomaten
- etwas Paprikapulver

Nährwerte:

- Kalorien: 180 kcal
- Kohlenhydrate: 9 g
- Eiweiß: 2 g
- Fett: 12 g

Zubereitungszeit: 30 Minuten

Zubereitung

1. Pellen Sie die Zwiebeln und schneiden Sie diese klein. Anschließend in einen Topf mit Öl andünsten.
2. Danach die Zwiebeln mit Zucker und Mehl bestreuen und kurz anschwitzen lassen.
3. Danach geben Sie den Wein, 600 ml Wasser und Sahne hinzu.
4. Die Suppe bitte aufkochen lassen und die Brühe einrühren. Danach 10 Minuten kochen lassen. Waschen Sie die Tomaten und schneiden Sie diese klein. Anschließend bitte mit dem Paprikapulver einfüllen und abschmecken.

116. THAI-CURRYSUPPE MIT METTBÄLLCHEN

Zutaten für 4 Portionen

- 1 Stück Ingwer
- 2 Zwiebeln
- 250 g Mett (gewürzt)
- 1 EL Öl
- Möhren
- 500 g Brokkoli
- 2 Stangen Zitronengras
- Kaffirlimettenblätter
- 1–2 TL rote Currypaste
- 400 ml ungesüßte Kokosmilch
- 3–4 Stiele Koriander
- 1 Prise Salz

Nährwerte:

- Kalorien: 440 kcal
- Kohlenhydrate: 10 g
- Eiweiß: 19 g
- Fett: 34 g

Zubereitungszeit: 30 Minuten

Zubereitung

1. Als Erstes bereiten Sie die Hackbällchen vor. Dazu den Ingwer schälen und fein reiben. Die Zwiebeln bitte pellen und klein schneiden. Danach das Mett, die Hälfte der Zwiebeln und Ingwer vermischen. Nun mit feuchten Händen die Bällchen formen. Das Öl in einem großen Topf erwärmen und die Mettbällchen braten.

2. Danach de Möhren schälen und in Streifen schneiden. Den Brokkoli putzen und die Röschen abtrennen. Anschließend das Zitronengras waschen und halbieren. Die Limettenblätter waschen und abtropfen lassen.

3. Die fertigen Hackbällchen aus dem Topf nehmen.

4. Nun die übergebliebenen Zwiebeln und Currypaste im Bratfett vermischen und andünsten. Mit 1/2 l Wasser und Kokosmilch auffüllen. Das Zitronengras, Limettenblätter, Brokkoli und Möhren in den Topf geben und 15 Minuten kochen lassen.

5. Danach den Koriander waschen und fein hacken. Das Zitronengras und die Limettenblätter aus der Suppe herausholen. Jetzt die Bällchen hinzugeben und alles abschmecken.

117. BROKKOLI-CREME- SUPPE

Zutaten für 2 Portionen

- 350 g Brokkoli
- 1 Bund Frühlingszwiebeln
- 250 ml Gemüsebrühe
- 250 ml Wasser
- 125 ml Sahne
- EL Parmesan
- 1 EL Mehl
- 1 Knoblauchzehe
- Butter
- 1 Prise Salz
- 1 Prise Pfeffer

Nährwerte:

- Kalorien: 270 kcal
- Kohlenhydrate: 12 g
- Eiweiß: 17 g
- Fett: 27 g

Zubereitungszeit: 30 Minuten

Zubereitung

1. Als Erstes nehmen Sie einen Topf zur Hand und geben 250 ml Wasser hinein, um es zum Kochen zu bringen. Danach Salz hinzugeben und die Brokkoliröschen in das Salzwasser geben. 5 Minuten köcheln lassen und den Brokkoli herausnehmen. Das Wasser aufbewahren.

2. Den Knoblauch pellen und klein schneiden, die Frühlingszwiebeln in Ringe schneiden.

3. Etwas Butter in eine Pfanne geben. Den Knoblauch und die Frühlingszwiebeln hinzugeben und anschwitzen. Danach mit Mehl bestäuben. Das Kochwasser hinzugeben und mit Gemüsebrühe auffüllen. Alles aufkochen lassen und den Brokkoli wieder hinzugeben. Danach mit Salz und Pfeffer würzen. Die Suppe pürieren und mit Sahne abschmecken.

118. ASIA-SUPPE MIT EI

Zutaten für 4 Portionen

- 1 Stück Ingwer
- Knoblauchzehen
- 1 Stange Zitronengras
- EL geröstetes Sesamöl
- 1 EL Hühnerbrühe
- 250 g Baby-Pak-Choi
- 350 g Möhren
- ½ Bund Koriander
- 3 EL Fischsoße
- etwas Salz
- Ein paar Chiliflocken
- etwas Pfeffer
- 2 EL Limettensaft
- 4 Eier

Nährwerte:

- Kalorien: 230 kcal
- Kohlenhydrate: 9 g
- Eiweiß: 10 g
- Fett: 16 g

Zubereitungszeit: 50 Minuten

Zubereitung

1. Schälen Sie den Ingwer und Knoblauch und schneiden Sie beides klein.

2. Nun die äußeren Blätter vom Zitronengras abtrennen. Die Zitronengrasstange waschen und mit dem Messer ausdrücken. Nun Öl in einem Topf erwärmen und den Ingwer, Knoblauch und das Zitronengras andünsten.

3. Danach 1 1⁄2 l Wasser hinzugeben und den Inhalt aufkochen lassen. Jetzt die Brühe einrühren und den Topf zudecken, damit er ca. 15 Minuten kochen kann.

4. Jetzt können Sie sich dem Pak-Choi zuwenden und ihn waschen und der Länge nach halbieren. Die Möhren schälen und in Scheiben schneiden. Danach den Koriander waschen und die Blätter abzupfen.

5. Jetzt die Brühe aus dem Topf in ein Sieb geben und auffangen.

6. Mit der Fischsoße, Salz und Limettensaft die Brühe abschmecken und nochmals aufkochen lassen. Danach Pak-Choi und Möhren in die Brühe geben und 4 Minuten köcheln. Nun noch das Ei aufschlagen und in die Brühe gleiten lassen. Danach mit Chiliflocken, Pfeffer und Koriander bestreuen.

119. KÄSE-LAUCH-SUPPE MIT HACKFLEISCH

Zutaten für 6 Portionen

- 400 g Rinderhackfleisch
- 75 g magere Schinkenwürfel
- 1 mittelgroße Zwiebel
- Lauchstangen
- 1 Liter Gemüsebrühe
- 200 g Schmelzkäse
- 200 g Crème fraîche
- 1 EL Pflanzenöl
- etwas Muskat
- 1 Prise Pfeffer
- 1 Prise Salz

Nährwerte:

- Kalorien: 414 kcal
- Kohlenhydrate: 7 g
- Eiweiß: 21 g
- Fett: 31 g

Zubereitungszeit: 40 Minuten

Zubereitung

1. Pellen Sie die Zwiebeln und schneiden Sie diese klein.
2. Den Lauch putzen und in dünne Scheiben schneiden.
3. Danach etwas Öl in den Topf geben und die kleinen Zwiebeln darin dünsten. Die Schinkenwürfel hinzugeben und das Hackfleisch in den Topf geben. Ist das Hackfleisch durchgebraten, kann nun der Lauch hinzugegebein werden. Mit Gemüsebrühe auffüllen und 20 Minuten kochen lassen.
4. Danach Crème fraîche und Käse hinzugeben und schmelzen lassen. Noch einmal aufkochen lassen und mit den Gewürzen abschmecken.

120. LOW CARB-GEMÜSESUPPE

Zutaten für 6 Portionen

- 750 ml Brühe
- 70 g Möhren
- 30 g TK-Erbsen
- 50 g Blumenkohl
- 50 g grüne Bohnen
- 50 g Porree
- 50 g Knollensellerie
- etwas Petersilie

Nährwerte:

- Kalorien: 71 kcal
- Kohlenhydrate: 8 g
- Eiweiß: 3 g
- Fett: 0,8 g

Zubereitung: 30 Minuten

Zubereitung

1. Das Gemüse waschen, schälen und klein schneiden.
2. Danach die Brühe erhitzen und die Gemüsesorten darin aufkochen lassen. Alles so lange köcheln lassen, bis es gar ist.
3. Anschließend abschmecken.

LECKERE SALATE

121. SALAT MIT THUNFISCH, EI UND OLIVEN

Zutaten für 2 Portionen

- 60 g grüner Salat nach Wahl
- 2 Eier
- 130 g Thunfisch
- 40 g schwarze Oliven
- 160 g Tomaten
- 100 g Möhren
- 60 g Goldmais
- etwas Pfeffer
- etwas Salz
- 1 EL Salatkräuter

Nährwerte:

- Kalorien: 306 kcal
- Kohlenhydrate: 10 g
- Eiweiß: 41 g
- Fett: 10 g

Zubereitungszeit: 30 Minuten

Zubereitung

1. Es ist kinderleicht diesen Salat herzustellen. Einfach die Eier hart kochen und in dieser Zeit den Salat und die Tomaten klein schneiden. Danach die Möhren schälen und in Streifen schneiden. Den Goldmais abtropfen lassen und alles miteinander mischen.

2. Den Thunfisch abtropfen lassen und unterheben. Danach die Eier abschrecken, pellen und in Scheiben schneiden. Den Salat mit Kräutern und Gewürzen abschmecken.

122. SELLERIE-MÖHREN-SALAT MIT JOGHURT-DRESSING

Zutaten für 1 Portion

- 100 g Knollensellerie
- ½ Möhre
- ½ Zucchini
- 50 g Salatgurke
- ¼ Fenchelknolle
- 30 g Joghurt
- 1 EL Zitronensaft
- 1 TL Olivenöl
- 1 Prise Salz
- 1 Prise Pfeffer
- 10 g Walnüsse
- 10 g Sultaninen

Nährwerte:

- Kalorien: 140 kcal
- Kohlenhydrate: 11 g
- Eiweiß: 4 g
- Fett: 9 g

Zubereitungszeit: 30 Minuten

Zubereitung

1. Im ersten Arbeitsschritt Sellerie, Möhre, Zucchini, Salatgurke und Fenchel waschen, schälen und in feine Streifen schneiden.
2. Anschließend bitte Joghurt, Zitronensaft und Öl miteinander zu einem Dressing mischen.
3. Die Walnüsse in einer Pfanne ohne Öl rösten und abkühlen lassen.
4. Die Walnüsse und Sultaninen zum Gemüse mischen und das Dressing verteilen. Mit Salz und Pfeffer würzen.

123. WASSERMELONENSALAT MIT HIMBEER-CHILI-DRESSING

Zutaten für 2 Portionen	Nährwerte:

- 250 g Wassermelone
- ¼ Bund Radieschen
- ½ Salatgurke
- 100 g Tofu
- ½ rote Chilischote
- 100 g Himbeeren
- 1 EL Weißweinessig
- 1 TL Agavendicksaft
- 1 EL Olivenöl
- etwas Salz
- etwas Pfeffer
- 1 Handvoll frische Kräuter
- 1 ½ EL Röstzwiebeln

Nährwerte:

- Kalorien: 203 kcal
- Kohlenhydrate: 19 g
- Eiweiß: 7 g
- Fett: 10 g

Zubereitungszeit: 30 Minuten

Zubereitung

1. Die Wassermelone aufschneiden und das Fruchtfleisch herauslösen. Die Radieschen und die Gurke klein schneiden. Danach den Tofu zerkleinern. Alles miteinander mischen.

2. Nun das Dressing aus Chilischoten, Agavendicksaft, Salz, Pfeffer, Olivenöl, Kräutern, Himbeeren und Essig mischen. Alles vermengen und zusammen pürieren.

3. Den Salat mischen, das Dressing hinzugeben und die Röstzwiebeln verteilen.

124. GURKEN-RADIESCHEN-SALAT

Zutaten für 2 Portionen	Nährwerte:
• 1 Salatgurken	• Kalorien: 130 kcal
• 1 Lauchzwiebeln	• Kohlenhydrate: 11 g
• ½ Bund Radieschen	• Eiweiß: 3 g
• 1 Stiele Dill	• Fett: 8 g
• ½ Zitrone	
• 1 EL Vollmilchjoghurt	
• ½ EL Agavendicksaft	
• 1 EL Olivenöl	
• etwas Salz	
• etwas Pfeffer	

Zubereitung

1. Die Gurke, die Lauchzwiebeln und die Radieschen waschen und klein schneiden. Anschließend miteinander mischen und mit Olivenöl, Joghurt und Agavendicksaft vermengen.
2. Salz, Pfeffer und Zitronensaft hinzugeben und mit Dill garnieren.

125. KICHERERBSEN-KARTOFFEL-SALAT

Zutaten für 2 Portionen	Nährwerte:

- 300 g junge Kartoffeln
- 400 g Kichererbsen (Dose)
- 133 g Tomaten
- ½ Zwiebel
- 33 g Oliven
- ½ Bio-Zitrone
- etwas Salz
- etwas Pfeffer
- etwas Petersilie
- 1 Knoblauchzehe
- 2 TL flüssiger Honig
- ½ TL mittelscharfer Senf
- EL Olivenöl

Nährwerte:

- Kalorien: 360 kcal
- Kohlenhydrate: 43 g
- Eiweiß: 8 g
- Fett: 17 g

Zubereitungszeit: 20 Minuten

Zubereitung

1. Die Kartoffeln normal mit Schale kochen. Anschließend klein schneiden.
2. Die Kichererbsen abgießen und die Tomaten klein schneiden. Die Zwiebel pellen und klein schneiden. Danach den Knoblauch und die Oliven klein schneiden. Diese Zutaten miteinander mischen.
3. Nun die restlichen Zutaten zu einem Dressing verarbeiten und mit dem Salat anrichten.

126. BOHNEN-PAPRIKA-SALAT

Zutaten für 2 Portionen

- 250 g Stangenbohnen
- 1 EL Olivenöl
- ½ Paprika
- 1 Frühlingszwiebel
- ½ Knoblauchzehe
- 2 Tomate, getrocknet
- 2 EL Rotweinessig
- etwas Salz
- etwas Pfeffer
- ¼ EL Petersilie
- ¼ EL Basilikum
- ½ EL Bohnenkraut-Blatt
- 80 g Salatkäse

Nährwerte:

- Kalorien: 345 kcal
- Kohlenhydrate: 40 g
- Eiweiß: 15 g
- Fett: 14 g

Zubereitungszeit: 30 Minuten

Zubereitung

1. Die Bohnen in Stücke teilen. Die Paprika entkernen und klein schneiden. Danach die Frühlingszwiebeln und den Knoblauch zerkleinern.
2. Die Tomaten aus einem Glas nehmen und klein schneiden. Nun diese Zutaten mit dem Käse mischen.
3. Alle anderen Zutaten zu einem guten Dressing verarbeiten und über den Salat geben.

127. BUNTER SALAT MIT GARNELEN

Zutaten für 2 Portionen

- 100 g Garnele
- ½ Knoblauchzehe
- ½ EL Olivenöl
- ½ EL Petersilie
- 1 Prise Salz
- 1 Prise Pfeffer
- 60 g Mini-Mozzarella-Kugel
- 60 g Paprika
- 80 g Salatgurke
- 130 g Salat
- 60 g Tomaten
- ½ Beet Kresse
- 1 EL Weinessig, weiß
- 1 ½ EL Gemüsefond
- ½ EL Würzöl
- 1 Zitrone
- 20 g Zwiebel
- ½ EL Petersilie

Nährwerte:

- Kalorien: 274 kcal
- Kohlenhydrate: 8 g
- Eiweiß: 17 g
- Fett: 19 g

Zubereitungszeit: 30 Minuten

Zubereitung

1. Im ersten Arbeitsschritt die Mini-Mozzarella-Kugeln in abgießen. Danach die Paprikaschote entkernen und klein schneiden.
2. Die Salatgurke in Scheiben schneiden und die Kresse abschneiden. Danach den Salat verlesen und mit der Paprika und dem Mozzarella mischen. Anschließend die Kresse hinzugeben. Die Zwiebel pellen und klein schneiden. Mit in den Salat geben.
3. Aus Essig, Gemüsefond, Salz und Pfeffer und den Ölsorten ein Dressing mischen. Nun die Petersilien klein schneiden und mit zum Dressing geben. Die Zitrone nehmen und ausdrücken. Den Saft mit in das Dressing geben. Alles zusammen servieren.

128. BUNTER ROTKOHLSALAT

Zutaten für 12 Portionen	Nährwerte:

- 600 g Rotkohl
- 2 Schalotten
- 1 Prise Salz
- 1 Prise Zucker
- 30 g Ingwer
- EL Balsamessig, hell
- 1 Prise Pfeffer
- 10 EL Olivenöl
- Frühlingszwiebeln
- 150 g Kirschtomaten, bunt gemischt
- 4 EL Zitronensaft
- 2 Avocados
- 1 Beet Kresse

Nährwerte:

- Kalorien: 137 kcal
- Kohlenhydrate: 4g
- Eiweiß: 1 g
- Fett: 53 g

Zubereitungszeit: 60 Minuten

Zubereitung

1. Als Erstes den Rotkohl putzen den Strunk entfernen und sehr fein schneiden. Die Schalotten in dünne Streifen teilen und beides in eine Schüssel geben.
2. Salz und Zucker vermischen und zum Rotkohl geben. Gut unterheben und ziehen lassen. Den Ingwer schälen und reiben und mit hinzugeben.
3. Danach Essig, Pfeffer und 6 EL Öl mit unter den Rotkohl heben und 30 Minuten ziehen lassen.
4. Die Tomaten klein schneiden und mit dem Zitronensaft zum Rotkohl geben. Danach die Frühlingszwiebel waschen und in Ringe schneiden. Auch diese mit hinzugeben.
5. Schlussendlich die Avocados halbieren, entkernen und das Fruchtfleisch zerkleinern. Dieses mit dazugeben. Alles durchmischen und die Kresse verteilen.

129. GRIECHISCHER BAUERNSALAT

Zutaten für 4 Portionen

- ½ Gemüsezwiebel
- ½ kg Fleischtomaten
- 2 Minirömersalate
- ½ Salatgurke
- ½ Bund Petersilie
- 60 ml Weißweinessig
- 1 Prise Salz
- 1 Prise Pfeffer
- EL Olivenöl
- 120 g eingelegte milde Peperoni (Glas)

Nährwerte:

- Kalorien: 110 kcal
- Kohlenhydrate: 9 g
- Eiweiß: 2 g
- Fett: 7 g

Zubereitungszeit: 30 Minuten

Zubereitung

1. Zwiebel, Tomaten, Salat und Gurke reinigen und klein schneiden. Danach die Peperoni klein schneiden. Alles miteinander mischen.
2. Nun Essig, Salz und Pfeffer vermischen und Öl hinzugeben. Danach die Petersilie klein schneiden und mit unterheben. Alles zusammen servieren.

130. WEIßWURST-SALAT MIT PILZEN

Zutaten für 4 Portionen

- 60 g Pinienkerne
- 200 g Salatblättchen
- Halme Schnittlauch
- 50 g Parmesankäse
- 150 g Champignons
- 225 g Weißwürste
- EL Öl
- EL heller Balsamico-Essig
- ½ TL mittelscharfer Senf
- ½ TL Honig
- 1 Prise Salz
- 1 Prise Pfeffer

Nährwerte:

- Kalorien: 480 kcal
- Kohlenhydrate: 2 g
- Eiweiß: 15 g
- Fett: 45 g

Zubereitungszeit: 30 Minuten

Zubereitung

1. Holen Sie sich eine Pfanne und rösten Sie ohne Fett die Pinienkerne.
2. Den Salat waschen und abtropfen lassen. Danach den Schnittlauch in Röllchen teilen.
3. Den Parmesankäse hobeln und die Pilze klein schneiden.
4. Die Weißwürste in Scheiben schneiden und in der Pfanne braten.
5. Vermischen Sie nun Essig, Senf und Honig, Öl. Den Salat zusammenfügen und mit dem Dressing servieren.

131. TEX-MEX-SALAT MIT RINDERHACK

Zutaten für 4 Portionen

- 350 g Rinderhack
- 1 EL Öl
- 1 Prise Salz
- 1 Prise Pfeffer
- 1 Prise Cayennepfeffer
- 1 Prise Zucker
- 425 ml Mais-Paprika-Kidneybohnen-Mix
- 1 Minirömersalat
- 1 rote Spitzpaprika
- 1 rote Zwiebel
- 250 g Vollmilchjoghurt
- 2-3 EL Limettensaft

Nährwerte:

- Kalorien: 330 kcal
- Kohlenhydrate: 12 g
- Eiweiß: 26 g
- Fett: 19 g

Zubereitungszeit: 30 Minuten

Zubereitung

1. Das Hackfleisch in einer Pfanne mit Öl krümelig braten.
2. Danach mit Salz, Pfeffer und Cayennepfeffer würzen.
3. Die Dose öffnen und abgießen. Die Paprika entkernen und klein schneiden. Danach die Zwiebel klein schneiden und den Salat reinigen. Alles vermischen und das Hackfleisch hinzugeben.
4. Aus Joghurt mit Limettensaft, Salz, Cayennepfeffer und Zucker ein Dressing herstellen.

132. MEGA-POWERSALAT MIT SONNENBLUMENKERNEN

Zutaten für 4 Portionen

- 500 g Brokkoli
- 1 Prise Salz
- 1 Prise Pfeffer
- brauner Zucker
- 1 Granatapfel
- 250 g braune Champignons
- 400 g Möhren
- 2 Avocados
- Saft von 1 Zitrone
- EL Öl
- 1 Bund Basilikum
- 100 gemischte Kerne

Nährwerte:

- Kalorien: 540 kcal
- Kohlenhydrate: 12 g
- Eiweiß: 13 g
- Fett: 47 g

Zubereitungszeit: 30 Minuten

Zubereitung

1. Als Erstes putzen Sie bitte den Brokkoli und entfernen den Strunk. Die Röschen in kochendes Wasser geben und gar kochen. Danach abgießen.

2. Die Kerne des Granatapfels herauslösen, die Möhren schälen und klein schneiden. Danach die Champignons klein schneiden und das Fruchtfleisch aus den Avocados schälen und klein schneiden. Das Basilikum hacken.

3. Zitronensaft, Salz, Pfeffer und Zucker und Öl mischen und das Basilikum hinzugeben. Alles pürieren und mit dem Salat servieren.

133. CHINAKOHLSALAT MIT ERDNUSS-DRESSING

Zutaten für 4 Portionen

- 400 g Chinakohl
- 1 Paprikaschote
- Frühlingszwiebeln
- 200 g Möhren
- 1 Knoblauchzehe
- 25 g Ingwer,
- 3 EL Sojasoße
- 2 EL Ahornsirup
- EL Limettensaft
- 1 EL Erdnussbutter
- ½ TL Chiliflocken
- 4 EL Öl
- 30 g Erdnusskerne, gesalzen

Nährwerte:

- Kalorien: 261 kcal
- Kohlenhydrate: 11 g
- Eiweiß: 6 g
- Fett. 18 g

Zubereitungszeit: 30 Minuten

Zubereitung

1. Bitte den Chinakohl vierteln und in dünne Streifen schneiden. Die Paprika klein schneiden und die Frühlingszwiebeln in Ringe schneiden. Die Möhren schälen und klein schneiden. Diese Zutaten mischen.

2. Knoblauch und Ingwer pellen und hacken.

3. Knoblauch und Ingwer mit Sojasoße, Ahornsirup, Limettensaft und 4 EL Wasser vermischen und pürieren. Danach die Erdnussbutter, Chiliflocken und Öl mit dazugeben und mit Salz und Pfeffer würzen.

4. Salat anrichten und mit Erdnüssen bestreuen. Danach mit Dressing versehen.

SMOOTHIES FÜR ZWISCHENDURCH

134. FRUCHT-AVOCADO-SMOOTHIE

Zutaten für 2 Personen

- 300 ml Orangensaft
- 2 Karotten
- 1 Avocado
- 100 g Blaubeeren
- 2 Banane
- 1 TL Leinsamen
- 1 TL Chia-Samen
- ½ TL Kurkuma, gemahlen
- 2 Prisen Pfeffer

Nährwerte:

- Kalorien: 148 kcal
- Kohlenhydrate: 12 g
- Eiweiß: 3 g
- Fett: 7 g

Zubereitungszeit: 10 Minuten

Zubereitung

1. Nehmen Sie alle Zutaten wie beschrieben und geben Sie diese in den Mixer. Danach einfach kräftig mixen und genießen.

135. LOW CARB-PFIRSICH-KIWI-SMOOTHIE

Zutaten für 2 Portionen

- 2 Kiwis
- 100 g Kokosmilch
- 100 g Soja-Joghurtalternative
- Eine Handvoll Eiswürfe
- 2 Pfirsich

Nährwerte:

- Kalorien: 148 kcal
- Kohlenhydrate: 10 g
- Eiweiß: 3g
- Fett: 8 g

Zubereitung

1. Die Eiswürfel in ein Glas füllen. Danach die anderen Zutaten in den Mixer geben und einmal ordentlich durchmixen.

136. BEEREN-SMOOTHIE

Zutaten für 4 Portionen

- Bananen
- 100 g Mandelkerne
- 100 g Kürbiskerne
- 125 g kernige Haferflocken
- 1 Päckchen Vanillin Zucker
- Salz
- EL flüssiger Honig
- 250 g Himbeeren
- 300 g tiefgefrorene Heidelbeeren
- 80 ml Mandeldrink
- 50 g Kokoschips
- 2 EL Chia-Samen

Nährwerte:

- Kalorien: 460 kcal
- Kohlenhydrate: 47 g
- Eiweiß: 13 g
- Fett: 24 g

Zubereitungszeit: 10 Minuten

Zubereitung

1. Die Bananen schälen und in Scheiben schneiden. Danach in den Tiefkühler legen und alles anschließend zusammen in den Mixer geben. Gut mischen und genießen.

137. GRÜNKOHL-SMOOTHIE

Zutaten für 2 Portionen

- 2 Birnen
- Kiwis
- Blätter Grünkohl
- 300 ml Kokoswasser

Nährwerte:

- Kalorien: 317 kcal
- Kohlenhydrate: 59 g
- Eiweiß: 7 g
- Fett: 2 g

Zubereitungszeit: 10 Minuten

Zubereitung

1. Alle Zutaten zusammen in den Mixer geben und einen Smoothie zuzubereiten.

138. FRÜHSTÜCKSSMOOTHIE

Zutaten für 2 Portionen	Nährwerte:

- 200 g TK-Himbeeren
- 200 g Naturjoghurt
- 200 ml Milch
- 60 g zarte Haferflocken
- 2 EL Honig
- 2 TL Chia-Samen

- Kalorien: 131 g
- Kohlenhydrate: 44 g
- Eiweiß: 12 g
- Fett: 7 g

Zubereitungszeit: 10 Minuten

Zubereitung

1. Zutaten zusammen in den Mixer geben und gut vermischen.

139. SMOOTHIE-EIS

Zutaten für 6 Portionen

- 1 Banane
- 100 g TK-Blaubeeren
- 100 g TK-Himbeeren
- 200 ml Kokosmilch

Nährwerte:

- Kalorien: 38 kcal
- Kohlenhydrate: 7 g
- Eiweiß: 1 g
- Fett: 1 g

Zubereitungszeit: 10 Minuten

Zubereitung

1. Die Zutaten in den Mixer geben und einmal ordentlich durchmixen. Sofort danach verzehren.

140. CHIA-SMOOTHIE MIT KIWI UND KOKOS

Zutaten für 6 Portionen

- 200 ml Kokosmilch
- 2 EL Agavendicksaft
- EL Chia-Samen
- 2 Kiwis

Nährwerte:

- Kalorien: 23 kcal
- Kohlenhydrate: 5 g
- Eiweiß: 2 g
- Fett: 2 g

Zubereitungszeit: 10 Minuten

Zubereitung

1. Die Zutaten zusammen in den Mixer geben und einmal kräftig auf hoher Stufe mixen.

141. MORGEN-GREENIE

Zutaten für 1 Portion	Nährwerte:
• 50 g Brokkoliröschen	• Kalorien: 310 kcal
• 30 g Babyspinat	• Kohlenhydrate: 20 g
• Stiele Zitronenmelisse	• Eiweiß: 6 g
• ½ Kiwi	• Fett: 22 g
• ½ Avocado	
• ½ EL gemahlenen Mandeln	
• 1EL Zitronen	
• 150 ml Apfelsaft	

Zubereitungszeit: 10 Minuten

Zubereitung

1. Die Zutaten der Liste nacheinander in den Mixer geben und bei sehr hoher Stufe durchmixen.

142. BLAUBEERE-SMOOTHIE

Zutaten für 4 Portionen

- 400 g TK-Blaubeeren
- ¼ Avocado
- EL Hanf-Proteinpulver
- 400 ml Kokoswasser
- Saft von 1–2 Limetten
- Limettenscheiben zum Garnieren
- Eiswürfel

Nährwerte:

- Kalorien: 240 kcal
- Kohlenhydrate: 27 g
- Eiweiß: 9 g
- Fett: 10 g

Zubereitungszeit: 10 Minuten

Zubereitung

1. Bis auf die Eiswürfel alle Zutaten bitte in den Mixer geben und einmal durchmixen.

143. SMOOTHIE BOWL

Zutaten für 2 Portionen

- 300 g Joghurt
- 60 g Himbeeren
- 20 g Heidelbeere
- 30 g Banane
- 30 g Apfel
- 20 g Haferflocken
- 10 g Mohn
- 1 TL Kürbiskerne
- Mandeln, gehackt
- 2 Walnüsse, gehackt
- etwas Agavendicksaft

Nährwerte:

- Kalorien: 419 kcal
- Kohlenhydrate: 22 g
- Eiweiß: 15 g
- Fett: 29 g

Zubereitungszeit: 10 Minuten

Zubereitung

1. Die Zutaten der Liste bitte nacheinander in den Mixer geben und langsam durchmixen.

144. CREMIGER WALDBEEREN SHAKE

Zutaten für 1 Portion

- 200 g Naturjoghurt
- 1 Banane, gefroren
- 100 ml Wasser
- 30 g Whey-Protein
- 30 g Blaubeeren
- einige Eiswürfel

Nährwerte:

- Kalorien: 336 kcal
- Kohlenhydrate: 37 g
- Eiweiß: 32 g
- Fett: 5 g

Zubereitungszeit: 10 Minuten

Zubereitung

1. Die Zutaten in den Mixer geben und alles bis auf die Eiswürfel mixen.

DESSERTS

145. BANANEN-HEIDELBEER-QUARK

Zutaten für 4 Portionen

- 25 g geröstete ungesalzene Erdnusskerne
- 25 g kernige Haferflocken
- 1–2 TL brauner Zucker
- 750 g Magerquark
- 25 g Zucker
- 100 ml Mineralwasser
- 250 g Heidelbeeren
- 2 Bananen
- 50 g Cranberrys
- etwas Minze

Nährwerte:

- Kalorien: 290 kcal
- Kohlenhydrate: 20 g
- Eiweiß: 26 g
- Fett: 5 g

Zubereitungszeit: 10 Minuten

Zubereitung

1. Die Erdnüsse grob hacken und mit den Haferflocken in einer Pfanne ohne Fett rösten. Danach mit Zucker bestreuen und karamellisieren lassen.
2. Danach Quark, Zucker und Mineralwasser mit dem Schneebesen vermischen.
3. Den Quark in eine Schale geben, die Erdnüsse dazu und das frisch gewaschene und geschnittene Obst als Garnitur.

146. MANGO-AVOCADO-CREME

Zutaten für 6 Portionen

- 1 Mango
- 2 EL Zitronensaft
- Passionsfrüchte
- 30 g Zucker
- 1 Avocado
- 1 EL Puderzucker

Nährwerte:

- Kalorien: 112 kcal
- Kohlenhydrate: 16 g
- Eiweiß: 1 g
- Fett: 4 g

Zubereitungszeit: 10 Minuten

Zubereitung

1. Die Mango schälen, entkernen und das Fruchtfleisch klein schneiden. Danach mit Zitronensaft beträufeln.
2. Nun die Passionsfrüchte aushöhlen und in einen Becher geben. Danach die Avocado entkernen und klein schneiden. Die Mango und die Avocado mit in den Becher geben und mit Zucker und Puderzucker bestreuen. Nun pürieren und cremig schlagen.

147. VANILLE-JOGHURT-MOUSSE

Zutaten für 6 Portionen

- 300 g TK-Erdbeeren
- Blätter weiße Gelatine
- 300 g Vanillejoghurt
- 1 Pk. Vanillezucker
- 50 g Puderzucker
- 3 EL Orangensaft
- 250 ml Schlagsahne
- 1 EL Zitronensaft

Nährwerte:

- Kalorien: 246 kcal
- Kohlenhydrate: 22 g
- Eiweiß: 4 g
- Fett: 14 g

Zubereitungszeit: 4 Stunden

Zubereitung

1. Die Gelatine in Wasser einweichen. Die Erdbeeren auftauen lassen.
2. 300 g Vanillejoghurt, 1 Pk. Vanillezucker und 15 g Puderzucker in einem Gefäß miteinander mischen.
3. 3 EL Orangensaft erwärmen und die Gelatine darin einrühren.
4. 5 EL der Joghurtmasse unter die Gelatine heben. Diese Mischung unter den restlichen Joghurt heben und 30 Minuten kaltstellen.
5. Nun die Schlagsahne steif schlagen und unter die Joghurt-Creme heben. In Gläser geben und 3 Stunden kaltstellen.
6. Erdbeeren, 45 g Puderzucker und 1 EL Zitronensaft fein pürieren und als Topping oben draufgeben.

148. ZITRONENCREME

Zutaten für 4 Portionen

- 1 Bio-Zitrone
- 200 g Magerquark
- 250 g Mascarpone
- 40 g Puderzucker
- 200 g Kirschgrütze

Nährwerte:

- Kalorien: 373 kcal
- Kohlenhydrate: 25 g
- Eiweiß: 9 g
- Fett: 25 g

Zubereitungszeit: 1, 5 Stunden

Zubereitung

1. Die Zitrone heiß abwaschen und Zesten davon reiben. Die Zitrone halbieren, eine Hälfte ausdrücken und die andere in Scheiben schneiden.
2. 200 g Magerquark, 250 g Mascarpone, Zitronensaft und -schale vermischen. 40 g Puderzucker dazugeben und unterheben. Danach 1 Stunde kaltstellen.
3. Vor dem Servieren die Kirschgrütze und die Zitrone darauf verteilen.

149. STRACCIATELLA-QUARK

Zutaten für 4 Portionen

- 250 g Magerquark
- EL Milch
- 1 EL Zucker
- 25 g Schoko-Raspel
- 1 Msp. Zimtpulver
- 6 Clementinen

Nährwerte:

- Kalorien: 146 kcal
- Kohlenhydrate: 19 g
- Eiweiß: 9 g
- Fett: 2 g

Zubereitungszeit: 30 Minuten

Zubereitung

1. Zuerst den Magerquark, Milch und 1/2 EL Zucker vermischen. Die 15 g Schoko-Raspel und Zimt unter die Mischung heben und alles 10 Minuten kaltstellen.
2. Die Clementinen schälen und die Haut entfernen, danach den 100 ml Saft auspressen und mit 1/2 EL Zucker vermischen. Das über die Creme geben und mit den Clementinen anrichten.

150. BUTTERMILCH-WACKELPUDDING

Zutaten für 8 Portionen

- 1 Beutel Himbeer-Götterspeise
- 80 g Zucker
- 300 ml Buttermilch
- EL Limettensaft
- 400 g Himbeeren
- 20 g Puderzucker

Nährwerte:

- Kalorien: 92 kcal
- Kohlenhydrate: 10 g
- Eiweiß: 3 g
- Fett: 1 g

Zubereitungszeit: 24 Stunden

Zubereitung

1. Die Götterspeise mit 200 ml Wasser erhitzen. Wenn sich der Zucker und die Götterspeise gelöst haben, sofort die Masse in Schalen füllen.
2. Nun die Buttermilch und 1 EL Limettensaft vermischen und die Himbeeren (150 g) in 8 kleine Förmchen verteilen. Die Förmchen mit der Buttermilchmasse auffüllen und über Nacht in den Kühlschrank stellen.
3. 150 g Himbeeren, 2 EL Limettensaft und Puderzucker fein pürieren. Nun die Götterspeise stürzen, mit der Buttermilchkreation anrichten und Himbeerpüree verteilen.

151. HÜTTENKÄSE MIT SOJAJOGHURT UND ERDBEEREN

Zutaten für 2 Portionen

- 200 g Hüttenkäse
- 120 g frische Erdbeeren
- 200 g Sojajoghurt

Nährwerte:

- Kalorien: 134 kcal
- Kohlenhydrate: 6 g
- Eiweiß: 17 g
- Fett: 2 g

Zubereitungszeit: 10 Minuten

Zubereitung

1. Die Erdbeeren putzen und klein schneiden. Mit dem Joghurt und dem Hüttenkäse mischen und servieren.

152. LOW CARB-WAFFELN MIT BEEREN

Zutaten für 4 Portionen

- Eier
- 60 g weiche Butter
- 100 g Quark
- 2 EL Öl
- EL Eiweißpulver, Vanillegeschmack
- 125 g gemischte Beeren
- 250 g Joghurt

Nährwerte:

- Kalorien: 360 kcal
- Kohlenhydrate: 7 g
- Eiweiß: 24 g
- Fett: 26 g

Zubereitungszeit: 30 Minuten

Zubereitung

1. Alle Zutaten bis auf die Beeren miteinander mischen. Diese in einem Waffeleisen ausbacken und mit Beeren garnieren.

153. LOW CARB-BROWNIES

Zutaten für 12 Portionen

- 100 g Zartbitterschokolade
- 100 g Butter
- Eier
- 3 EL Zuckerersatz
- EL Roh-Kakao-Nibs
- 1 TL Puderzucker
- Vanilleschote

Nährwerte:

- Kalorien: 136 kcal
- Kohlenhydrate: 6 g
- Eiweiß: 3 g
- Fett: 11 g

Zubereitungszeit: 40 Minuten

Zubereitung

1. Den Backofen auf 175 Grad Umluft vorheizen.
2. In dieser Zeit die Vanilleschote längs aufschlitzen und das Mark heraustrennen.
3. Nun können Sie Schokolade und Butter über dem Wasserbad schmelzen lassen.
4. Die Eier trennen und das Eigelb mit dem Zuckerersatz cremig schlagen. Danach das Eiweiß steif schlagen. Schokolade und Vanille unter das Eigelb heben und den Eischnee mit Kakao-Nibs versetzen. Alles mit der Butter zusammen zu einem Teig mischen und in die gefettete Form geben und 25 Minuten backen.

154. CHIA-SAMEN-JOGHURT MIT FRÜCHTEN

Zutaten für 6 Portionen

- 2 EL Chia-Samen
- 200 g Joghurt
- 100 g Früchte nach Wahl

Nährwerte:

- Kalorien: 156 kcal
- Kohlenhydrate: 5 g
- Eiweiß: 5 g
- Fett: 2 g

Zubereitungszeit: 10 Minuten

Zubereitung

1. Die Samen mit dem Joghurt mischen und die Früchte gesäubert über den Joghurt geben.

155. „SÜẞ & SALZIG“

Zutaten für 2 Portionen	Nährwerte:
• 150 g Erdbeeren	• Kalorien: 335 kcal
• 125 g Mozzarella	• Kohlenhydrate: 9 g
• g frischer Basilikum	• Eiweiß: 13 g
• 1,5 EL dunkler Balsamico-Essig	• Fett: 26 g
• 2 EL Olivenöl	
• etwas Salz	
• etwas Pfeffer	

Zubereitungszeit: 20 Minuten

Zubereitung

1. Als Erstes die Erdbeeren waschen und klein schneiden. Danach den Mozzarella klein schneiden. Beides auf einem Teller anrichten.
2. Nun noch das Basilikum waschen und etwas zerkleinern. Mit Balsamico und Öl mischen und pürieren. Nun diesen Mix über die Erdbeeren und den Mozzarella geben und mit Salz und Pfeffer abschmecken.

ERNÄHRUNGSPLAN FÜR 30 TAGE

Tag 1

Frühstück

1. Fitness-Stulle

Mittagessen

27. Thai – Zucchinispaghetti mit Hähnchen

Abendessen

76. Rotbarsch mit scharfer Mango-Salsa

Snack

126. Bohnen-Paprika-Salat

Gesamtumsatz/ Tag

Kalorien: 1130 kcal

Kohlenhydrate: 103 g

Fett: 40 g

Eiweiß: 91 g

Tag 2

Frühstück

10. Low Carb-Frucht-Joghurt

Mittagessen

120. Low Carb-Gemüsesuppe

Abendessen

79. Mandelfisch

Snack

133. Chinakohlsalat mit Erdnuss-Dressing

Gesamtumsatz/ Tag

Kalorien: 986 kcal

Kohlenhydrate: 33 g

Fett: 54,8 g

Eiweiß: 63 g

Tag 3

Frühstück

152. Low Carb-Waffeln mit Beeren

Mittagessen

46. Nackensteak mit Rosenkohlgemüse

Abendessen

97. Vegetarische Sellerie-Frittata

Snack

147. Vanille-Joghurt-Mousse

Gesamtumsatz/ Tag

Kalorien: 1845 kcal

Kohlenhydrate: 47 g

Fett: 138 g

Eiweiß: 96 g

Tag 4

Frühstück

136. Beeren-Smoothie

Mittagessen

39. Putenragout

Abendessen

84. Gegrilltes Lachsfilet mit Dill

Snack

149. Stracciatella-Quark

Gesamtumsatz/ Tag

Kalorien: 1127 kcal

Kohlenhydrate: 71 g

Fett: 41 g

Eiweiß: 111 g

Tag 5

Frühstück

14. Protein-Pancakes

Mittagessen

33. Power-Bowl mit Couscous

Abendessen

53. Gefüllte Paprika mit Pute

Snack

124. Gurken-Radieschen-Salat

Gesamtumsatz/ Tag

Kalorien: 1738,2 kcal

Kohlenhydrate: 107 g

Fett: 78 g

Eiweiß: 114 g

Tag 6

Frühstück

15. Vegane Protein-Pancakes

Mittagessen

63. Rinder-Saté mit Erdnuss-Kokos-Sauce

Abendessen

106. „Mexiko“ Bohnen mit Spiegeleiern

Snack

123. Wassermelonensalat mit Himbeer-Chili-Dressing

Gesamtumsatz/ Tag

Kalorien: 963 kcal

Kohlenhydrate: 72 g

Fett: 46,2 g

Eiweiß: 55 g

Tag 7

Frühstück

4. Spiegelei mit Bacon

Mittagessen

38. Balkan-Spieße mit Tomatenscheiben

Abendessen

71. Low Carb-Schüttelpizza Thunfisch-Zwiebeln

Snack

145. Bananen-Heidelbeer-Quark

Gesamtumsatz/ Tag

Kalorien: 1246 kcal

Kohlenhydrate: 45 g

Fett: 59 g

Eiweiß: 108 g

Tag 8

Frühstück

16. Low Carb-Brot mit Avocado und Räucherlachs

Mittagessen

108. Möhrencremesuppe mit Garnelen

Abendessen

127. Bunter Salat mit Garnelen

Snack

150. Buttermilch-Wackelpudding

Gesamtumsatz/ Tag

Kalorien: 1515 kcal

Kohlenhydrate: 33 g

Fett: 120 g

Eiweiß: 62,7 g

Tag 9

Frühstück

19. Omelett mit Ricotta und Minze

Mittagessen

29. Mango-Avocado-Salat mit Chicken

Abendessen

27. Thai-Zucchinispaghetti mit Hähnchen

Snack

122. Sellerie-Möhren-Salat mit Joghurt-Dressing

Gesamtumsatz/ Tag

Kalorien: 1168 kcal

Kohlenhydrate: 41 g

Fett: 88 g

Eiweiß: 71 g

Tag 10

Frühstück

26. Low Carb-Eierkuchen

Mittagessen

86. Lachs auf Teriyaki-Gurken-Avocado-Salat

Abendessen

100. Kichererbsen Salat mit Halloumi

Snack

129. Griechischer Bauernsalat

Gesamtumsatz/ Tag

Kalorien: 1628 kcal

Kohlenhydrate: 47 g

Fett: 116 g

Eiweiß: 76 g

Tag 11

Frühstück

25. Früchte-Granola

Mittagessen

34. Salat mit Hähnchenbrustfilet

Abendessen

47. Kotelett mit gebackenem Kürbis

Snack

128. Bunter Rotkohlsalat

Gesamtumsatz/ Tag

Kalorien: 1518 kcal

Kohlenhydrate: 65 g

Fett: 127 g

Eiweiß: 104 g

Tag 12

Frühstück

143. Smoothie Bowl

Mittagessen

120. Low Carb-Gemüsesuppe

Abendessen

96. Gemüsenudeln mit Erdnusssoße

Snack

148. Zitronencreme

Gesamtumsatz/ Tag

Kalorien: 1401 kcal

Kohlenhydrate: 75 g

Fett: 95,8 g

Eiweiß: 41 g

Tag 13

Frühstück

13. Süße Protein-Pancakes mit Whey und Feigen

Mittagessen

105. Low Carb-Kohlrabi-Gratin

Abendessen

118. Asia-Suppe mit Ei

Snack

142. Blaubeere-Smoothie

Gesamtumsatz/ Tag

Kalorien: 1007 kcal

Kohlenhydrate: 73 g

Fett: 51 g

Eiweiß: 52 g

Tag 14

Frühstück

11. Low Carb-Lachs-Spinat-Rolle

Mittagessen

51. Indisches Kichererbsen-Hähnchen-Curry

Abendessen

64. Wok mit Gemüse und Pute

Snack

135. Low Carb-Pfirsich-Kiwi-Smoothie

Gesamtumsatz/ Tag

Kalorien: 1428 kcal

Kohlenhydrate: 47,8 g

Fett: 81 g

Eiweiß: 111 g

Tag 15

Frühstück

138. Frühstückssmoothie

Mittagessen

117. Brokkoli-Creme- Suppe

Abendessen

73. Wildlachs mit Spinatsalat

Snack

147. Vanille-Joghurt-Mousse

Gesamtumsatz/ Tag

Kalorien: 1007 kcal

Kohlenhydrate: 96 g

Fett: 61 g

Eiweiß: 74 g

Tag 16

Frühstück

6. Low Carb-Porridge

Mittagessen

70. Low Carb-Kohlrabi-Lasagne mit Lachs und Spinat

Abendessen

55. Kräuterlamm auf Ofengemüse

Snack

155. „Süß & Salzig“

Gesamtumsatz/ Tag

Kalorien: 1729 kcal

Kohlenhydrate: 94 g

Fett: 102 g

Eiweiß: 98 g

Tag 17

Frühstück

2. Omeletts mit Paprika

Mittagessen

56. Lammrücken mit Minzsauce

Abendessen

52. Steak-Pfanne mit Avocado

Snack

152. Low Carb-Waffeln mit Beeren

Gesamtumsatz/ Tag

Kalorien: 2014 kcal

Kohlenhydrate: 54 g

Fett: 134 g

Eiweiß: 130 g

Tag 18

Frühstück

20. Fleischsalat mit Sellerie

Mittagessen

74. Asia-Rotkohlsalat mit Teriyaki-Lachs

Abendessen

60. Überbackene Schnitzel mit Camembert

Snack

132. Mega Powersalat mit Sonnenblumenkernen

Gesamtumsatz/ Tag

Kalorien: 1815 kcal

Kohlenhydrate: 43 g

Fett: 142 g

Eiweiß: 79 g

Tag 19

Frühstück

23. Geröstetes Vollkornbrot mit Ricotta und Avocado

Mittagessen

41. Hähnchenfilet mit Zucchini-Spaghetti

Abendessen

98. Gebackene Süßkartoffel mit Feta

Snack

121. Salat mit Thunfisch, Ei und Oliven

Gesamtumsatz/ Tag

Kalorien: 1709 kcal

Kohlenhydrate: 79 g

Fett: 106 g

Eiweiß: 81 g

Tag 20

Frühstück

24. Sprossen-Eiersalat-Sandwich

Mittagessen

110. Gemüse-Fisch-Eintopf

Abendessen

130. Weißwurst-Salat mit Pilzen

Snack

140. Chia-Smoothie mit Kiwi und Kokos

Gesamtumsatz/ Tag

Kalorien: 1494 kcal

Kohlenhydrate: 69 g

Fett: 81 g

Eiweiß: 73 g

Tag 21

Frühstück

25. Früchte-Granola

Mittagessen

36. Low Carb-Hähnchen in Champignonsoße

Abendessen

50. Käse-Lauch-Suppe mit Hackfleisch

Snack

137. Grünkohl-Smoothie

Gesamtumsatz/ Tag

Kalorien: 1451 kcal

Kohlenhydrate: 98 g

Fett: 68 g

Eiweiß: 90 g

Tag 22

Frühstück

134. Frucht-Avocado-Smoothie

Mittagessen

85. Lachs-Burger

Abendessen

88. Sellerieschnitzel mit Pilz-Tomaten-Sugo

Snack

154. Chia-Samen-Joghurt mit Früchten

Gesamtumsatz/ Tag

Kalorien: 1247 kcal

Kohlenhydrate: 42 g

Fett: 74 g

Eiweiß: 68 g

Tag 23

Frühstück

17. Low Carb-Avocado-Creme

Mittagessen

82. Gegrillte Forellen

Abendessen

112. Blumenkohlcurrysuppe mit Lachs

Snack

151. Hüttenkäse mit Sojajoghurt und Erdbeeren

Gesamtumsatz/ Tag

Kalorien: 982 kcal

Kohlenhydrate: 32 g

Fett: 62 g

Eiweiß: 87 g

Tag 24

Frühstück

22. Walnussbrot

Mittagessen

45. Champignon-Pfanne

Abendessen

49. Zucchini-Cabanossi-Pfanne

Snack

146. Mango-Avocado-Creme

Gesamtumsatz/ Tag

Kalorien: 1285 kcal

Kohlenhydrate: 36 g

Fett: 97 g

Eiweiß: 58 g

Tag 25

Frühstück

3. Omelett mit Aubergine und Tomate

Mittagessen

108. Möhrencremesuppe mit Garnelen

Abendessen

127. Bunter Salat mit Garnelen

Snack

152. Low Carb-Waffeln mit Beeren

Gesamtumsatz/ Tag

Kalorien: 1412 kcal

Kohlenhydrate: 33 g

Fett: 99 g

Eiweiß: 92 g

Tag 26

Frühstück

8. Zwiebelomelette mit Spinat

Mittagessen

57. Grillspieße mit Rindfleisch und Paprika

Abendessen

76. Rotbarsch mit scharfer Mango-Salsa

Snack

153. Low Carb-Brownies

Gesamtumsatz/ Tag

Kalorien: 1108 kcal

Kohlenhydrate: 37 g

Fett: 66 g

Eiweiß: 90 g

Tag 27

Frühstück

18. Protein-Pancakes ohne Proteinpulver

Mittagessen

114. Ingwer-Zitronensuppe mit Huhn

Abendessen

133. Chinakohlsalat mit Erdnuss-Dressing

Snack

151. Hüttenkäse mit Sojajoghurt und Erdbeeren

Gesamtumsatz/ Tag

Kalorien: 813 kcal

Kohlenhydrate: 40 g

Fett: 40 g

Eiweiß: 56 g

Tag 28

Frühstück

10. Low Carb-Frucht-Joghurt

Mittagessen

40. Hähnchenfilet mit Mozzarella und Tomate

Abendessen

78. Kabeljau auf Spitzkohl

Snack

143. Smoothie Bowl

Gesamtumsatz/ Tag

Kalorien: 1626 kcal

Kohlenhydrate: 45 g

Fett: 97 g

Eiweiß: 132 g

Tag 29

Frühstück

137. Grünkohl-Smoothie

Mittagessen

113. Kokos-Shrimps-Suppe

Abendessen

90. Überbackene Zucchini

Snack

145. Bananen-Heidelbeer-Quark

Gesamtumsatz/ Tag

Kalorien: 1303 kcal

Kohlenhydrate: 96 g

Fett: 64 g

Eiweiß: 57 g

Tag 30

Frühstück

21. Bunte Eier-Wraps

Mittagessen

73. Wildlachs mit Spinatsalat

Abendessen

59. Gegrillte Kalbsleber am Spieß

Snack

146. Mango-Avocado-Creme

Gesamtumsatz/ Tag

Kalorien: 1185 kcal

Kohlenhydrate: 56 g

Fett: 62 g

Eiweiß: 119 g

BONUS

10 Rezepte aus meinem Buch:

Vegane Rezepte – Kochbuch für vegane Ernährung mit 90 Rezepten

SÜDFRANZÖSISCHE GEFÜLLTE PAPRIKA

Dieses Rezept entführt einen direkt an die Côte d'Azur und lässt sich ganz unkompliziert vorbereiten, falls man Gäste erwartet. 4 Personen werden davon satt und das Ganze dauert nur 15 Minuten (zuzüglich 30 Minuten Backzeit).

Zutaten

- gelbe Paprika
- 2 Tomaten
- 1 EL Tapenade (Olivenpaste, z.B. von Hakuma)
- 2 EL Kapern (gesalzen, klein)
- 1 EL Rosinen
- 2 EL Kalamataoliven (z. B. von Liakada)
- Knoblauchzehen
- ½ Bund Basilikum
- 2 EL Olivenöl (kaltgepresst)
- 2 Prisen Meersalz
- EL Mandeln
- EL Ahornsirup
- 200 g Vollkornreis
- 500 ml Wasser
- Prise Meersalz

Zubereitung

Den Backofen auf 200°C vorheizen. Die Paprikaschoten waschen, die Deckel abschneiden und entkernen.

Dann die Paprikaschoten salzen und mit der Schnittfläche in eine Auflaufform stellen. Für 20 Minuten im Ofen garen.

In der Zwischenzeit die Tomaten waschen und in kleine Stücke schneiden. Die Kapern, die Rosinen, die Kalamataoliven und die Knoblauchzehen sehr fein hacken und mit der Tapenade, dem Olivenöl, den Basilikumblättern und dem Meersalz vermengen.

Die Mischung in die abgekühlten Paprikaschoten füllen und zurück in die Auflaufform stellen.

Für das Topping die Mandeln grob hacken und zusammen mit dem Ahornsirup und dem Salz in eine Pfanne geben, dort alles karamellisieren lassen. Die Masse sollte sich noch gut auf den Paprika verteilen lassen.

Nun den Reis nach Packungsanleitung zubereiten und die Paprikaschoten im Backofen für ca. 15 Minuten bei 220°C backen.

Zum Schluss die Paprikaschoten zusammen mit dem Reis in tiefen Tellern anrichten, da sich innen eine köstliche Sauce gebildet hat und sie sonst zerfließen könnte.

RISOTTO NACH MAILÄNDER ART

Wir lieben den italienischen Klassiker Risotto. Viele schrecken davor zurück, weil sich das hartnäckige Vorurteil hält, das es schwierig sei. Das stimmt allerdings nicht, denn man muss nur ein paar Tricks kennen und geduldig sein, denn dieses Gericht braucht schon 45 Minuten, macht aber 4 bis 6 Personen satt.

Zutaten

- 1 ½ Liter Gemüsebrühe (hefe- und glutenfrei oder selbstgemacht)
- 15 Safranfäden
- 50 ml Olivenöl
- 100 g Schalotten
- 400 g Risottoreis
- 2 ½ EL Hefeflocken
- Meersalz
- Olivenöl zum Beträufeln (kaltgepresst)

Zubereitung

Zunächst die Gemüsebrühe aus 1,5 L Wasser und 12 TL gekörnte Brühe vorbereiten und in einem Topf gemeinsam mit den Safranfäden erhitzen und die ganze Zeit auf kleiner Flamme auf dem Herd stehen lassen.

Im Anschluss die Schalotten schälen und in sehr feine Würfel schneiden. In einem großen Topf das Olivenöl erhitzen und die Schalotten glasig dünsten.

Nun den Reis hinzufügen und unter ständigem Rühren für etwa 5 Minuten mit anschwitzen.

Nun jeweils immer eine Kelle von der Gemüsebrühe zu dem Reis hinzugeben und solange rühren, bis die Brühe fast verkocht ist, dann wieder eine Kelle Gemüsebrühe hinzufügen und das Ganze solange wiederholen, bis der Reis gar ist.

Etwas Brühe aufbewahren, falls das Risotto zu trocken wird.

Nun den Herd ausstellen und alle Gewürze hinzufügen. Alles gut vermengen und je nach Konsistenz etwas Brühe einrühren. In Schälchen anrichten, mit Basilikum garnieren und Olivenöl beträufeln.

PILZGULASCH

Dieses Gericht ist perfekt für diejenigen, die es deftig aber nicht zu schwer mögen. Und das Schöne ist, man kann alle Pilzsorten verwenden, die man mag und die gerade zur Verfügung stehen. Für unser Pilzgulasch brauchen wir etwa 20 Minuten und machen damit 4 Personen satt.

Zutaten

- 400 ml Gemüsebrühe (hefe- und glutenfrei oder selbstgemacht)
- 250 g braune Champignons
- 150 g Kräuterseitlinge
- 200 g Austernpilze
- 400 g weiße Champignons
- 1 süße Zwiebel
- 1 Knoblauchzehen
- 150 g Kartoffeln (mehligkochend)
- 130 g Lauch
- 2 EL Olivenöl
- 1 EL Tomatenmark
- 2 g Chili (rot, frisch)
- Abrieb einer ½ Zitrone
- 1 Messerspitze Kümmel (gemahlen, wer möchte, kann aber auch ganze Samen nehmen)
- 1 Tl Paprikapulver (edelsüß)
- Meersalz
- Pfeffer (schwarz, frisch gemahlen)

Zubereitung

Zuerst die Gemüsebrühe aus 400 ml Wasser und 3-4 TL gekörnte Brühe vorbereiten und beiseitestellen.

Dann die Pilze abbürsten und in grobe Stücke schneiden.

Die Zwiebel, sowie die Knoblauchzehe schälen und in feine Würfel schneiden. Dann die Kartoffeln schälen und würfeln, den Lauch waschen und kleinschneiden.

Das Olivenöl in einer großen beschichteten Pfanne erhitzen und die Zwiebel, den Knoblauch, den Lauch und die gewürfelten Kartoffeln bei mittlerer Hitze für etwa 3 Minuten anschwitzen.

Die Pilze hinzugeben und für etwa 6 Minuten anbraten (mindestens aber so lange, bis die Pilzflüssigkeit verdampft ist).

Jetzt das Tomatenmark einrühren und das Gericht mit dem Zitronenabrieb, dem Kümmel, dem Salz und dem Pfeffer würzen. Die Gemüsebrühe hinzugießen und für 10 Minuten bei kleiner Flamme köcheln lassen.

Das Gulasch in tiefe Teller anrichten und mit etwas Paprikapulver bestäuben.

THYMIANRISOTTO

Da wir Risotto lieben, haben wir hier noch eine Variation von dem klassischen Rezept. Hier arbeiten wir mit Mandelmus, um die gewisse Cremigkeit zu erreichen. Die Arbeitszeit beträgt etwa 40 Minuten und das Risotto macht 2 Personen satt.

Zutaten

- 650 ml Gemüsebrühe (hefe- und glutenfrei oder selbstgemacht)
- 1 kleine Zwiebel
- 2 EL Olivenöl (kaltgepresst)
- 200 g Risottoreis
- 1 Knoblauchzehe
- 10 Zweige Thymian
- 50 ml Wein (weiß, trocken)
- frische Tomaten
- Prise Meersalz
- Prise Pfeffer (schwarz, frisch gemahlen)
- EL Mandelmus (weiß)
- 1 Bund Petersilie (glatt)

Zubereitung

Zuerst die Gemüsebrühe aus 650 ml Wasser und 6 TL gekörnte Brühe vorbereiten in einen Topf geben und zur Seite stellen.

Die Zwiebel in feine Würfel schneiden und mit dem Olivenöl in einem großen Topf anschwitzen.

Wenn die Zwiebeln glasig sind, den Reis hinzufügen und stetig rühren. Die Gemüsebrühe erhitzen. Die Knoblauchzehe schälen, in feine Scheiben schneiden und die Blätter von den Thymianzweigen abzupfen.

Alles zusammen zu dem Reis geben, kurz anschwitzen und mit dem Weißwein ablöschen. Wenn der Wein etwas verkocht ist, etwas von der heißen Brühe hinzufügen.

Das Ganze solange wiederholen, bis der Reis fast gar ist. Kurz vorher noch die Tomaten schälen und in grobe Stücke schneiden. Zu dem Risottoreis hinzugeben und für 3 Minuten mit garen.

Jetzt noch würzen und mit dem Mandelmus zu einem cremigen Risotto verrühren. Am besten man nimmt den Reis jetzt schon vom heißen Herd, sonst zieht er zu schnell nach, und wird zu fest.

Zum Schluss noch die Petersilie waschen, trocknen, grob hacken und über das fertige Risotto streuen.

GEGRILLTER UND MARINIERTER GRÜNER SPARGEL

Dieses Spargelgericht ist der Hammer bei jedem Grillabend. Man braucht nur noch zusätzlich eine Grillschale, in der man den Spargel nach dem Grillen marinieren kann und schon kann der nussige Spargel genossen werden. Er reicht für 4 Personen als Beilage und dauert nur 15 Minuten.

Wer nicht Grillen will, kann den Spargel natürlich auch in einer Grillpfanne braten.

Zutaten

- 500 g grüner Spargel
- 1 Knoblauchzehe
- ½ Chilischote (rot, frisch)
- 35 ml Saft einer Zitrone
- Abrieb einer Zitrone (unbehandelt)
- 20 ml Olivenöl
- Prise Meersalz
- Prise Pfeffer (schwarz, frisch gemahlen)

Zubereitung

Den Spargel waschen und von den holzigen Stielen befreien. Dann in einer Grillpfanne oder auf dem Grill relativ dunkel werden grillen, nur so gibt es den besten Geschmack.

Während der Spargel grillt, die übrigen Zutaten vorbereiten: den Knoblauch schälen und genauso wie die Chilischote in sehr dünne Scheiben schneiden.

Dann die Spargelstangen vom Grill oder von der heißen Herdplatte nehmen und mit allen Zutaten würzen, für 2 Minuten in der Pfanne ziehen lassen und servieren.

LINSENFRIKADELLEN

Wir lieben dieses Rezept: Die Frikadellen sind saftig, knusprig und richtig deftig ohne an Linsen zu erinnern. Außerdem sind sie vielseitig einsetzbar: zu Kartoffelpüree, zu Nudeln mit Tomatensoße oder in Scheiben geschnitten auf Brot mit Senf. Lecker!

Die Zubereitungszeit beträgt etwa 20 Minuten (zuzüglich 12 Stunden Einweichzeit und etwa 40 Minuten Kochzeit). Die Menge reicht aus um 6 Personen sattzubekommen (etwa 15 Stück).

Zutaten

- 250 g Tellerlinsen
- 1 Liter Wasser
- 2 Zwiebeln
- EL Sonnenblumenöl (kaltgepresst)
- 2 Knoblauchzehen
- 1 TL Meersalz
- ½ TL Pfeffer (schwarz, frisch gemahlen)
- 2 EL Tomatenmark
- EL Majoran (getrocknet)
- 130 g Dinkelpaniermehl

Zubereitung

Zuerst die Linsen über Nacht einweichen lassen, danach abgießen und mit 1 Liter Wasser 40 Minuten garkochen. Das Wasser ebenfalls abgießen.

Während die Linsen kochen, die Zwiebeln und den Knoblauch schälen und sehr fein hacken.

In einer Pfanne mit 4 EL Olivenöl anschwitzen, bis beides glasig ist. Anschließend in einen Mixer geben. Dazu kommen dann alle weiteren Zutaten, bis auf das Paniermehl.

Alles ganz fein pürieren und in einer Schüssel mit dem Paniermehl vermengen und kleine Frikadellen daraus formen.

In der Pfanne das restliche Öl erhitzen und die Frikadellen darin goldbraun anbraten.

Tipp: Wer die Frikadellen besonders knusprig möchte, kann sie vor dem Anbraten zusätzlich in Paniermehl wenden.

"KÄSE"-NUDELN

Die Amerikaner lieben Ihre Käsenudeln in cremiger Soße. Damit wir nicht darauf verzichten müssen, haben wir eine gesunde Version von dem Klassiker, die vielleicht sogar noch besser schmeckt und auf jeden Fall nicht so fettig ist. Die Zubereitungszeit beträgt etwa 20 Minuten (zuzüglich mindestens 4 Stunden Einweichzeit). Die Portion reicht für 2 Personen.

Zutaten

- 65 g Cashewnüsse
- 300 g Dinkelfarfalle (es gehen aber auch alle anderen Nudelsorten)
- 180 g Kartoffeln
- 30 g Möhre
- 40 g Zwiebel
- 180 ml Gemüsekochwasser
- 60 ml Kokosmilch
- 2 EL Hefeflocken
- 15 ml Zitronensaft (frisch)
- Prise Meersalz
- 1 Knoblauchzehe
- Prise Cayennepfeffer
- Prise Paprikapulver (edelsüß)

Zubereitung

Zuerst werden die Nüsse für mindestens 4 Stunden in Wasser eingeweicht (geht auch über Nacht). Wenn sie gut durchgeweicht sind, das Wasser wegschütten und die Nüsse in einen Mixer geben.

Jetzt die Kartoffeln, die Möhre, die Zwiebel und den Knoblauch schälen und alles in etwa gleich große Stücke schneiden. In einem Topf mit Wasser etwa 10 Minuten garen.

Aus dem Topf 180 ml Wasser abschöpfen und zu den Nüssen in den Mixer geben. Das Gemüse abschütten und ebenfalls in den Mixer hinzufügen.

In der Zwischenzeit die Nudeln nach Packungsanleitung in gesalzenem Wasser al dente kochen. Jetzt noch alle weiteren Zutaten abmessen und in den Mixer hineingeben. Gut durchpürieren, bis eine cremige Sauce entstanden ist.

Wenn die Nudeln gar sind, das Wasser abgießen und die Soße zu den Nudeln in den Topf gießen, auf diese Weise umschließt die Sauce jede Nudel.

Zum Schluss in Schüsseln servieren und noch etwas Paprikapulver dekorativ darüber streuen.

KARTOFFELPÜREE MIT GEGRILLTEN PAPRIKASTREIFEN

Ein schnelles und leichtes Gericht mit Wow-Effekt, denn durch die große Hitze im Ofen tritt in der Paprika der natürliche Zucker aus und karamellisiert. Dazu passt perfekt der samtig-saure Kartoffelbrei mit Balsamicoessig.

Die Zubereitungszeit für dieses Rezept beträgt etwa 15 Minuten und reicht aus für 2 Personen.

Zutaten

- 800 g Kartoffeln (mehligkochend)
- 1 Zwiebel (klein)
- 2 Paprika (rot, gelb)
- 10 ml Balsamico
- Prise Salz
- Prise Pfeffer (schwarz, frisch gemahlen)
- 1 TL Thymian (getrocknet)

Zubereitung

Als Erstes den Backofen auf höchste Stufe Oberhitze vorheizen.

Danach das Wasser für die Kartoffeln aufsetzen und zum Kochen bringen. In der Zwischenzeit die Kartoffeln schälen, klein schneiden und in das Wasser geben. Als nächstes die Zwiebel halbieren mit in den Topf geben. Solange köcheln lassen, bis die Kartoffeln gar sind.

im Anschluss die Paprika waschen, entkernen und halbieren und mit der Schnittfläche nach unten auf einem mit Backpapier ausgelegtem Backblech auf die höchste Schiene schieben und warten, bis die Paprika schwarz sind. Dann etwas abkühlen lassen und die Haut von der Paprika abziehen. Die weiche Paprika leicht salzen und in Streifen schneiden.

Das Wasser der Kartoffeln abgießen und die Kartoffeln mit einem Kartoffelstampfer grob zerdrücken (es können gerne noch Kartoffelstücke erkennbar sein).

Das Püree mit Salz, Pfeffer und dem Thymian würzen. Auf Tellern zusammen mit den Paprikastreifen anrichten und etwas von dem Balsamico über das Kartoffelpüree träufeln.

GIGANTES – WEIßE RIESENBOHNEN

Wer kennt nicht die leckeren Gigantes im griechischen Restaurant oder im türkischen Feinkostladen? Dazu noch ein frisches Pitabrot und ein paar Oliven und mediterranes Urlaubsfeeling macht sich breit. Wir haben das passende Rezept, um sich diese Köstlichkeit einfach selbst zu kochen. Die Zubereitungszeit beträgt etwa 15 Minuten (plus 1 Stunde und 40 Minuten Kochzeit)

Zutaten

- 250 g weiße Riesenbohnen (über Nacht eingeweichte und gekochte oder Riesenbohnen aus dem Glas in Demeterqualität- „Ruck-Zuck““)
- 2 Lorbeerblätter
- 1 kleine Zwiebel
- 2 Knoblauchzehen
- 1 EL Olivenöl (kaltgepresst)
- 1 EL Agavendicksaft
- 750 ml Tomatengrundsauce (mediterran, selbstgemacht)
- 2 TL Oregano (getrocknet)
- 2 TL Thymian (getrocknet)
- 2 TL Meersalz
- Pfeffer (schwarz, frisch gemahlen)
- Olivenöl zum Verfeinern

Zubereitung

Die Bohnen gründlich abwaschen und in einem großen Topf mit Wasser bedecken. Mit den hinzugefügten Lorbeerblättern für 1 Stunde bei mittlerer Temperatur sieden lassen, bis die Bohnen gar sind.

In der Zwischenzeit die Zwiebel und den Knoblauch schälen. Die Zwiebel in feine Ringe schneiden und den Knoblauch fein hacken.

Wenn die Bohnen gar sind, das Wasser abgießen, die Lorbeerblätter herausnehmen und in dem gleichen Topf die Zwiebel und den Knoblauch anschwitzen bis sie glasig sind. Dann mit dem Agavendicksaft alles karamellisieren lassen und mit der Tomatengrundsauce ablöschen. Die Bohnen hinzugeben und für etwa 20 Minuten leise köcheln lassen.

Den Backofen auf 200°C vorheizen. Dann die Kräuter unterrühren und die Bohnen in eine feuerfeste Form umfüllen. Auf der mittleren Schiene für etwa 20 Minuten im Backofen garen, bis die Sauce schön sämig ist.

Abschließend gut Salzen und Pfeffern und die Bohnen mit etwas Olivenöl beträufeln.

Die Bohnen können warm oder kalt gegessen werden.

HIMMLISCHE MANDELTROPFEN

Diese Süßigkeit ist typisch für die arabische Küche und verursacht, so wie wir es abgewandelt haben, nicht mal ein schlechtes Gewissen beim Naschen. Orangenblütenwasser ist zwar eine eher selten gebrauchte Küchenzutat, hält sich aber ewig. Könnte aber sein, dass man diese kleine Leckerei zu jedem Kaffeetrinken mitbringen muss, und sich deswegen um das Orangenblütenwasser keine Sorgen machen muss.

Zubereitungszeit etwa 15 Minuten.

Zutaten

- 250 g Mandeln (gemahlen)
- 80 g Rohrohrpuderzucker
- 40 g Agavendicksaft
- EL Bio-Orangenblütenwasser
- Pistazien (ganz, ungesalzen)

Zubereitung

Alle Zutaten, bis auf die Pistazien, in eine große Schüssel geben, vermischen und solange kneten, bis eine feste Masse entsteht. Etwas ruhen lassen, und dann in kleine mundgerechte Kugeln formen.

Eine Pistazie auf jede Kugel drücken und trocknen lassen.

Passt perfekt zu Mokka mit Kardamom oder zu Chai-Tee.

HAFTUNGSAUSSCHLUSS

Der Inhalt dieses Buches wurde mit großer Sorgfalt geprüft und erstellt. Für sämtliche Inhalte kann jedoch keine Garantie übernommen werden. Dies gilt weder für die Richtigkeit, Vollständigkeit, noch Aktualität der Inhalte. Alle enthaltenen Informationen basieren lediglich auf die eigene Meinung und persönliche Erfahrung des Autors. Der Inhalt darf keines Falls als medizinische Hilfe gesehen werden. Für selbstverursachte Schäden und Fehlhandlung des Lesers wird daher keine juristische Haftung Seitens des Autors übernommen. Zudem garantiert der Autor keinerlei Erfolge mit dem im Buch erwähnten Informationen, da diese wie oben genannt nur auf persönliche Erfahrung des Autors basieren und lediglich als Unterhaltung diesen sollen. Die Verantwortung für die im Buch beschriebenen Ziele liegt einzig und allein beim Leser selbst. Gleichzeitig wird keine Haftung auf den im Buch angegebenen Quellen und externen Webseiten übernommen. Für all diese Inhalte ist einzig und allein der jeweilige Webseitenbetreiber verantwortlich weshalb der Autor automatisch von einer Haftung ausgeschlossen ist.

URHEBERRECHT

IMPRESSUM:

ISBN: 9798712975549

1. Auflage

Kontakt: Jens Steingröver / Gerberstr. 3c / 87730 Bad Grönenbach

Coverfoto: (depositphotos.com) Bildquellen Bilder im Buch: (depositphotos.com)